Gerd Nagel / Delia Nagel / Annette Bopp

Krebs – was man für sich selber tun kann

HERDER spektrum

Band 5822

Das Buch

Viele Krebspatienten haben das dringende Bedürfnis, zu erfahren, was sie selbst zu ihrer Heilung beitragen können. „Sie können gar nichts tun" wird von ihnen nicht mehr akzeptiert, und das ist gut so, sagen die Experten dieses Buches. Hier geben sie Leserinnen und Lesern vielfältige und fachlich kompetente Antworten auf eben diese Frage. Dieses Buch zeigt – auch am Beispiel zahlreicher Krankenschicksale –, wie wichtig diese Kompetenz von Patienten für sie selbst, aber auch für die moderne Medizin ist, dass sie sich nicht gegen die Schulmedizin richtet, sondern diese um Behandlungskonzepte ergänzt, die sich aus der komplementären Wirklichkeit des Patienten ableiten. Und damit ergibt sich auch ein neues Verständnis von Komplementärmedizin. Sie wird immer mehr zum notwendigen Bestandteil der modernen, auf Wille und Wohl des individuellen Patienten ausgerichteten Medizin.

Die Autoren

Prof. Dr. med. Gerd Arno Nagel, geboren 1936, Gründer und von 1993 bis 2003 Wissenschaftlicher Direktor der Klinik für Tumorbiologie an der Universität Freiburg. Er ist maßgeblich für die Etablierung der Stiftung Patientenkompetenz verantwortlich und seit 2004 Geschäftsführender Gesellschafter der Competence Management GmbH.

Delia Nagel, geboren 1966, studierte Psychologie, Kunstgeschichte und Kriminologie an der Universität Zürich. Zusätzlich ließ sie sich zur Atemtherapeutin und zum Systemischem Coach ausbilden.

Annette Bopp, geboren 1952, Diplom-Biologin, freie Journalistin für Medizin.

Nagel Gerd / Nagel Delia / Bopp Annette

Krebs – was man für sich selber tun kann

Patientenkompetenz stärken

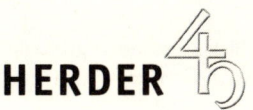

HERDER

FREIBURG · BASEL · WIEN

Erweiterte Lizenzausgabe
Mit freundlicher Genehmigung des Verlags Rüffer & Rub
© Zürich 2006

2. Auflage 2008

© Verlag Herder GmbH, Freiburg im Breisgau 2007, 2008
Alle Rechte vorbehalten
www.herder.de

Umschlaggestaltung und -konzeption:
R · M · E München/Roland Eschlbeck, Liana Tuchel
Umschlagmotiv: © Mauritius
Fotos, auch Autorenfotos: © Anne Bürgisser

Herstellung: fgb · freiburger graphische betriebe
www.fgb.de

Gedruckt auf umweltfreundlichem, chlorfrei gebleichtem Papier
Printed in Germany

ISBN 978-3-451-05822-6

Inhalt

Vorwort   7

Einleitung: Angst vor Krebs   9

»Wo aber Gefahr ist, wächst das Rettende auch.«   27

Patientenkompetenz: was ist das eigentlich? . . . 39

Patientenkompetenz damals 39
. . . und heute 40
1960: Der bevormundete Patient 40
1970: Der informierte Patient 41
1980: Der mündige Patient 41
1990: Der autonome Patient 42
2000: Der kompetente Patient 42
Zukunft 44
Etwas ganz Persönliches 44
Patientenkompetenz und Verlauf der Krebserkrankung . 47

Zehn kompetente Patienten 51

»Just do it – tu's einfach!« 53
»Mich informieren, analysieren, den Dingen
auf den Grund gehen.« 59
»Ich spüre, daß Gott mich trägt.« 63
Kirstins Weg 69
»In der Zeit der Krankheit habe ich geerntet, was ich in
all den Jahren davor gesät habe.« 73

»Wer heilt, hat recht!« 77
»Im Rythmus finde ich meine Kraft.« 81
»Mein Garten hält mich gesund. 85
»Für mich ist es wichtig, einem Arzt vertrauen zu
können.« 89
»Ich will Leben spüren – jeden Tag!« 93

Die eigenen Kraftquellen freilegen 97

Die Kraft der bewußten Strategie 99
Das Ziel: die Krankheit überwältigen 99

Was die Abwehr stärkt 101

Komplementärmedizin – ein Instrument zur Abwehr
in der Hand von Patienten 102
Ein Ziel – verschiedene Mittel 104
Was Patienten anderen Patienten empfehlen 109
So trennen Sie die Spreu vom Weizen 111

»Die Kraft des Arztes liegt im Patienten.« 113

Individualisierte versus schematisierte Medizin 114
Eine heilsame Beziehung 115
Wieder heil werden 120

Anhang 123

Weiterführende Adressen 123
Informationen zu den im Buch genannten Mitteln
der Komplementärmedizin 124
Wichtige Internet-Adressen 125
Patienten Zeitschriften 127
Bibliographie 127

Vorwort

Dieses ist das erste Buch, das sich ausschließlich mit dem Thema »Patientenkompetenz« befaßt – ein Begriff, der erst in den vergangenen Jahren mehr und mehr an Bedeutung gewonnen hat, unser Medizinsystem und Gesundheitswesen aber in Zukunft nachhaltig prägen wird.

Wir haben uns diesem Thema von verschiedenen Seiten aus genähert: Zum einen im Gespräch mit Betroffenen, zum andern in Form der Analyse von Umfrageergebnissen und durch Literaturrecherchen. Wir haben uns dabei auf Krebspatienten und ihr Umfeld konzentriert – denn hier hat der Begriff »Patientenkompetenz« seinen Ursprung. Dennoch stehen Krebspatienten hier nur stellvertretend für viele andere. Was für sie gilt, läßt sich ebenso für die meisten anderen Menschen mit chronischen oder lebensbedrohlichen Krankheiten sagen.

In diesem Buch kommen Menschen mit unterschiedlichen onkologischen Diagnosen zu Wort. Sie erzählen von individuellen Wegen durch die Krankheit und wie vielfältig sich Patientenkompetenz äußern kann.

Die Frage: »Was kann ich selbst für mich tun?« bleibt vielfach offen. Auf der Suche nach der Antwort entdecken die meisten Patienten ihre individuellen Kraftquellen und die vielfältigen Möglichkeiten, die in komplementärmedizinischen Maßnahmen stecken. Sie alle können dazu beitragen, den Weg zur individuellen Gesundheit zu finden.

Seit einigen Jahren bereits haben Patienten mit Konzepten der Psychoonkologie wie zum Beispiel »Selbstwirksamkeit« und »patient empowerment« wichtige Verbündete. Mit dem Begriff der Patienten-kompetenz jedoch bahnt sich etwas Neues und Weitergehendes seinen Weg: der Wille, die Kraft und die Möglichkeit des einzelnen, sich seine eigenen Gesundheitsquellen in noch umfassenderer Weise zu erschließen. Neu ist ebenfalls die praktische Ausformulierung dieser Konzepte aus der Sicht von Patienten selbst. Außerdem werden die Vorstellungen von Patientenkompetenz heute derart populär, daß Medizin und Gesundheitswesen sie wahrnehmen und in die eigenen Handlungsmodelle einbauen müssen.

Unser besonderer Dank gilt den Männern und Frauen der schweizerischen und deutschen Selbsthilfe-Organisationen. Sie haben uns mit wertvollen Informationen versorgt und dabei geholfen, kompetente Patientinnen und Patienten für unsere Evaluations- und Forschungs-Workshops zu finden. Ihre Begeisterung und ihre Unterstützung für die Patientenkompetenz und dieses Buch haben uns tief bewegt.

Annette Bopp, Delia Nagel, Gerd Nagel
Hamburg und Zürich, im September 2005

Einleitung: Angst vor Krebs

Von Gerd Nagel

Liebe Leserin, lieber Leser

Hört man die Diagnose Krebs, steigt in jedem Menschen sofort das Gefühl der Angst auf. Egal, ob man selbst an Krebs erkrankt oder ob ein liebgewordener Mensch davon betroffen ist. Das ergeht jedem so, und auch ich blieb davon nicht verschont, als ich 1983 mit der Diagnose Leukämie konfrontiert wurde. Deshalb möchte ich mit Ihnen über die sogenannte Krebsangst reden und dabei von einer wichtigen Erkenntnis ausgehen: der Umgang mit der Angst ist lernbar. Und dafür gibt es drei Grundregeln:

Regel 1: Angst darf sein, akzeptieren Sie dieses Gefühl.
Regel 2: Verschaffen Sie sich Klarheit darüber, was Sie ängstigt.
Regel 3: Stellen Sie einen persönlichen Plan zur Bewältigung der Angst auf.

Von Angst, Ängsten, Befürchtungen und Furcht

Im alltäglichen Sprachgebrauch trennen wir diese Begriffe nicht so streng, wie es die Medizin tut. Denn bei einer Krebserkrankung vermischen sich Angst und Ängste, Furcht und Befürchtungen, Phobien und Aversionen, Sorgen und Phantasien meistens zu einem Gesamterleben. Ich möchte daher auf Angsttheorien und Definitionen verzichten, und mich auf die Praxis der Angstbewältigung konzentrieren.

In den 40 Jahren meiner beruflichen Tätigkeit als Krebsarzt hatte ich es fast täglich mit den verschiedenen Erscheinungsformen der Angst zu tun. Und als ich dann selbst an Krebs erkrankte, musste auch ich mich selbstverständlich mit meiner Angst und meinen Ängsten auseinandersetzen.

Ich habe erfahren, dass diese Angstreaktionen fast immer im Zusammenhang mit Gefühlen von Bedrohung, Hilflosigkeit, Ungewissheit, Unsicherheit, Erschütterung des Selbstvertrauens, Entmündigung, Kontrollverlust oder ungewohnter Abhängigkeit von anderen entstanden sind. Ich habe Menschen gesehen, deren Krebs zwar geheilt war, die sich ihr Leben aber durch andauernde Angst zerstören ließen. Und ich habe – speziell auch beim Durchleiden der eigenen Krankheit – ein paar einfache Grundsätze gelernt, die ich hier den weiteren Ausführungen voranstellen möchte:

– In bestimmten Situationen Angst zu haben, ist natürlich.
– Wer nie Angst hat, nie Angst spürt, lebt gefährlich.
– Nicht die Angst ist das Schlimme, sondern die unkontrollierte Angst.
– Angst darf zugelassen werden, aber sie darf nicht die Herrschaft übernehmen.
– Angst ist übertragbar. Davor kann man sich und andere schützen.
– In Phasen unkontrollierter, panischer Angst sind keine klaren Entscheidungen möglich. Das Handeln wird dann selbst unkontrolliert.
– Angst unterdrückt die Abwehrkräfte des Körpers und der Seele.
– Bewältigung von Angst ist lernbar.

Regel 1: *Die Angst akzeptieren*

»Ich habe zwar noch Angst, aber nicht mehr Angst vor der Angst«, sagte einmal eine Patientin zu mir, »am Anfang wäre ich jedoch froh gewesen um ein paar Tipps zum gekonnten Umgang mit der Angst.«

Angst kann – richtig eingesetzt – der Auslöser oder gar der willkommene Impuls sein, etwas Neues zu wagen. Deshalb ist es so wesentlich, Ihre Angst zu akzeptieren und ihr den Platz zu geben, den Sie bestimmen. Ebenso wichtig ist es, sich von der Angst nicht dominieren zu lassen. Denn Sie können wählen, ob Sie sich von der Angst lähmen lassen oder ob Sie darauf hören wollen, was die Angst Ihnen vermitteln will. Und dann können Sie sich dafür entscheiden, sich von dem Teil der Angst, der Sie blockiert, zu des-identifizieren.

Regel 2: *Beschreiben, wovor ich eigentlich Angst habe*

Angst ist ein natürliches Gefühl. Nicht die Angst ist das Schlimme, sondern Angst, die einen Menschen beherrscht. Das Umgekehrte, die Beherrschung der Angst beginnt mit der Frage: Was ängstigt mich eigentlich? Wovor genau habe ich Angst?

Ich möchte dieses Buch mit ein paar Äußerungen von Patienten beginnen, die über ihre Ängste geredet haben.

Karl Steiniger: *Es gibt zwei Möglichkeiten: entweder das so hinnehmen und sich einfach ergeben oder zum Arzt gehen und nachfragen. Wenn ich was Unbekanntes fand, wollte ich wissen, was das ist, denn das machte mir Angst. Ich ging der Sache so lange nach, bis ich Bescheid wusste und damit die Angst wieder losgeworden bin.*

Geneviève M.: *Die Kontroll-Mammographien – das sind meine Angstmomente. Es ist aber nur eine situative Angst, die mir nicht die Lebensqualität raubt.*

Hanny Dängeli: *Das Wort »Krebs« war alles, was ich 1994 bei der Diagnose gehört habe. Ich dachte, jetzt muss ich sterben. Krebs bedeutet Tod. Mein Mann und ich waren wie gelähmt. Ich war dreiundfünfzig Jahre alt.*

Reinhard Judith: *Ich habe mein Prostatakarzinom nicht operieren lassen. Viele haben mir gratuliert und mich gefragt, woher ich den Mut nehme, mich nicht unters Messer zu legen. Ich gebe zu: Ich hatte vor allem Angst.*

Um da raus zu kommen, aus diesem alles beherrschenden Zustand der Beängstigung, der einen wie einen Ertrinkenden unter Wasser zieht und den Überblick verlieren lässt, muss man sich erst einmal über die Natur der eigenen Ängste klar werden. Wenn ich weiß, was mich ängstigt, kann ich auch bewusst damit umgehen.

Angstbewältigung ist ein Weg; er beginnt mit dem ersten Schritt der Orientierung. Vielleicht hilft Ihnen bei dieser ersten Orientierung die folgende Aufstellung von Themen, die von Patienten im Zusammenhang mit ihren Ängsten am häufigsten angesprochen werden.

Ich weiß nicht, wovor ich Angst habe

Eine besonders belastende Form der Angst ist die panische, diffuse, alles durchsetzende Angst. Sie ist kein eindeutig beschreibbares Gefühl, sondern ein als bedrohlich erlebter Zustand der seelischen Verfassung. Dieser Zustand wird durch das Zusammenwirken mehrerer Faktoren ausgelöst: Orientierungslosigkeit, Fehlinformationen, Gerüchte, Vorurteile, Schrecken, Hoffnungslosigkeit, Trauer, Schuld, Verunsicherung, Kontrollverlust, Erschöpfung, phantastische Übersteigerungen, Überreiztheit, das Unbekannte und Ungewohnte.

Bei Krebs auftretende Ängste lassen sich aber bei genauerem Hinsehen meistens an konkreten Befürchtungen oder Schreckensvorstellungen festmachen. Und darin liegt die Chance der Angstbewältigung.

Angst, sterben zu müssen

Die Gedankenverbindungen Krebs gleich Tod, Krebs gleich sterben müssen, sind sehr verbreitet. Sie hängen mit der irrtümlichen Auffassung zusammen, dass Krebs eine unheilbare Erkrankung ist. Aber diese Aussage darf ich so pauschal nicht stehenlassen. Tatsächlich gelingt es heute, bei rechtzeitiger Diagnosestellung und richtiger Therapie, etwa die Hälfte aller an Krebs erkrankten Menschen zu heilen.

Es hat sich unglücklicherweise eingebürgert, immer zuerst zu sagen, wie viele Menschen jedes Jahr an Krebs sterben. Aber oft wird gar nicht erwähnt, dass in Deutschland etwa 5 – 7 Millionen Menschen mit Krebs leben, Geheilte, Chronischkranke, Behandelte. Dennoch soll hier nichts beschönigt werden. Krebs führt in der Hälfte der Fälle heute leider immer noch zum Tod. Egal in welchem Stadium der Erkrankung, Krebs zwingt zur Auseinandersetzung mit dem Lebensende und der Gestaltung der verbleibenden Zeit.

Angst vor langem, qualvollem Siechtum

Zu den größten Fortschritten der Krebsmedizin gehört die Behandlung von Symptomen der Erkrankung. An erster Stelle ist hier die Schmerztherapie zu nennen. Wird diese richtig durchgeführt, kann die überragende Mehrzahl der Krebspatienten schmerzfrei leben.

Angst vor dem Unbekannten

Wer von heute auf morgen durch die Diagnose Krebs aus dem gewohnten Alltag herausgerissen wird, befindet sich in einer völlig neuen Lebenssituation. Es kann zu einem nicht enden wollenden Gedankenkreisen um immer wieder die gleichen Fragen kommen. Was kommt auf mich zu? Was mache ich, wenn? Was kommt als nächstes? Schaffe ich das überhaupt?

Die Angst vor dem Unbekannten ist vergleichbar mit der schulischen Prüfungsangst. Oder der Angst des Schauspielers vor dem Auftritt.

Können Sie sich an die Märchen und Sagen aus Ihrer Kindheit oder die biblischen Geschichten erinnern? Ähnliche Fragen wie Sie haben sich auch die Hauptpersonen in diesen Erzählungen gestellt. Wer von diesen war schon frei von Selbstzweifeln? Trotzdem, auch sie haben ihre Heldenreise angetreten.

Angst vor der Therapie

Viele Schreckensvorstellungen betreffen die verschiedenen Formen der Tumortherapie. Dieser sagt man oft nach, sie sei besonders aggressiv, verstümmelnd oder kraftzehrend.

Hier geht es darum, den Tatsachen ins Auge zu sehen, sich an Realitäten zu halten und nicht an Gerüchte. Oft ängstigen uns nämlich nicht die Tatsachen, sondern unsere Vorstellungen von denselben. Und diese Vorstellungen können erheblich von der Realität abweichen. Also gehört zur Technik der Angstbewältigung die Frage nach den Tatsachen. Und solche Fragen würden im vorliegenden Angstbeispiel zu folgenden Antworten führen: Die Risiken einer Operation sind bei Krebs nicht größer oder kleiner, als bei anderen Krankheiten auch. Wo früher oft sehr ausgedehnte, radikale, verstümmelnde Eingriffe vorgenommen wurden, operiert man inzwischen sehr viel schonender. Vor allem die totale Brustentfernung bei Mammakarzinom, oder die Amputation von Gliedmaßen bei Sarkomen, die noch vor 20 Jahren an der Tagesordnung waren, macht man nur noch in Ausnahmefällen. Heute wird der Alltag der Tumorchirurgie von minimal invasiven Eingriffen, organerhaltenden Operationen und von der rekonstruktiven Chirurgie geprägt.

Im Rahmen einer Strahlentherapie haben manche Patienten immer noch Angst vor den sogenannten Verbrennungen oder den Verwachsungen innerer Organe. Diese Komplikationen sind heutzutage absolute Raritäten, nachdem sich mit modernen Techniken die Hauptstrahlenlast sehr genau auf die zu bestrahlende Tumorregion selbst konzentrieren lässt.

Das Wort Chemotherapie löst besonders viele Ängste aus. Tatsächlich aber können viele Nebenwirkungen der Krebsmedikamente wirklich vermieden werden, wenn die entsprechende Prophylaxe fachmännisch erfolgt.

Angst vor dem Schema

Vor der Erkrankung ist das Leben in den eigenen vier Wänden und nach Regeln abgelaufen, die man selbst bestimmt hat. Nun fürchtet man, dass einem die individuellen Spielräume genommen werden, dass man zur Nummer wird und dass die persönlichen Bedürfnisse nicht mehr zählen.

Angst vor der medizinischen Maschinerie

Man weiß, dass eine Tumortherapie manchmal lange dauern kann. Operationen, Bestrahlungen, medikamentöse Behandlungen können aufeinanderfolgen. Entsprechend kann der Weg eines Patienten über viele Stationen, zu mehreren Spezialisten, in immer wieder unbekannte Situationen führen. Dieses »Weiterreichen« des Patienten von einem Ort zum nächsten ist in der Tat oft notwendig. Und es besteht in den medizinischen Zentren auch die Gefahr, dass dabei Informationen verlorengehen, Doppelspurigkeiten der Diagnostik erfolgen oder menschliche Aspekte in den automatisierten Arbeitsabläufen zu kurz kommen.

Angst vor der Hilflosigkeit

Die Gefühle von Hilflosigkeit, Ausgeliefertsein, Ohnmacht, Entmündigung, Abhängigkeit, Identitätsverlust, Fremdbestimmung sind Erfahrungen, über die fast alle Krebspatienten berichten. Diese Gefühle treten besonders am Anfang, kurz nach der Diagnosestellung auf. Sie können aber auch sehr lange andauern und die Lebensqualität stark beeinträchtigen. Die Berichte von kompetenten Patienten in diesem Buch zeigen aber, dass Patientenkompetenz zur Kontrolle gerade dieser Gefühle sehr viel beitragen kann.

Angst als Trauer

Hinter einer Angstreaktion kann sich ein Trauerprozess verbergen. Spätestens wenn mit einem ungünstigen Verlauf der Erkrankung, vielleicht sogar dem bald einmal einsetzenden Sterben zu rechnen ist, beginnt die Auseinandersetzung mit dem Abschied. Bereits begonnene Projekte müssen abgebrochen, Beziehungen vollendet, Enttäuschungen verkraftet werden.

Phobien

Manche Menschen haben beklemmende Ängste vor oder in ganz bestimmten Situationen. Sie wissen dies auch schon längere Zeit und haben sich entsprechende Verhaltensmuster zur Vermeidung solcher Situationen angewöhnt. Ein Beispiel ist die Angst vor engen Räumen, die Klaustrophobie. Im Krankenhaus kann es Situationen geben, wo derartige Phobien ausgelöst werden, beim Fahren im Lift, oder bei medizinischen Maßnahmen in engen Räumen wie etwa einer Computertomographie.

Der Angst einen Namen geben

Um Ihren Ängsten auf den Grund zu gehen, ist es wichtig, diese klar und deutlich beim Namen zu nennen. Dazu genügt es nicht, über die Ängste nur nachzudenken. Dann nämlich bleiben sie allzu leicht diffus und anonym, was ihre Bearbeitung erschwert. Interessant ist auch der Aspekt, wie die Angst Ihre Verhaltensweise begrenzt: Ziehen Sie sich eher zurück, reagieren Sie aggressiver, werden Sie rasch ungehalten oder neigen Sie dazu zu resignieren? Wollen Sie die Angst »unter Kontrolle bringen« oder kann sie auch einen Schutzraum darstellen?

Damit die Ängste klare Konturen bekommen, sie im wahrsten Sinne des Wortes »greifbar« werden, sollte man sie unbedingt entweder schriftlich oder mündlich formulieren. Denn erst beim

Schreiben oder beim Erzählen werden uns die Dinge richtig bewusst, und dadurch werden sie handhabbar.

Im Idealfall besprechen Sie Ihre Ängste mit einem Psychoonkologen, der heute in keinem onkologischen Zentrum mehr fehlen dürfte. Psychoonkologen kennen sich im allgemeinen auch sehr gut mit Coping-Techniken, also den Möglichkeiten zum Umgang mit Problemen im Zusammenhang mit Krankheit und Krisen aus. Wenn aber gerade kein Psychologe verfügbar ist, können Sie auch eine andere Vertrauensperson als Gesprächspartner wählen. Wichtig ist, dass diese Person zuhören kann, Sie aufmunternd reden lässt, vielleicht Fragen zum besseren Verständnis stellt, aber auf keinen Fall gleich mit guten Ratschlägen daherkommt. Denn es geht ja zunächst nur darum, dass Sie sich Ihrer Ängste möglichst vollständig bewusst werden.

Wenn die Worte fehlen

Gerade in den ersten Phasen der Konfrontation mit der Diagnose Krebs kann der Schock so tief sitzen, dass man wie gelähmt ist. Das äußert sich dann in Worten wie
»ich wusste weder ein noch aus«,
»es wurde alles schwarz«,
»es hat mir total die Sprache verschlagen«,
»mir fehlten die Worte«,
»das Leid war unsäglich«,
»ich saß nur noch da und weinte, in mich gekehrt und sprachlos«.

Wenn die Worte fehlen, klappt es auch mit dem Denken und Begreifen, Verarbeiten und Planen nicht mehr. Man ist blockiert. Die Kommunikationsfähigkeit versagt. In solchen Situationen gibt es nur eines, einen Weg heraus aus dem Dunkel zur Klarheit finden: Auftauchen. Sich lösen von der Umklammerung des Geistes, der Seele, des Herzens. Es kann sein, dass einem dies alleine gelingt. In schwereren Fällen ist man dabei jedoch auf Hilfe angewiesen. In den guten Krebskliniken stehen dazu nicht nur Psychologen, sondern auch Kreativ- und Kunsttherapeuten zur Verfügung. Gerade in solchen Situationen des persönlichen Gefangenseins in den Ketten der Angst, Depression, Sprachlosigkeit und mentalen Lähmung helfen die Musiktherapie oder Maltherapie, das kreative Tanzen oder andere Formen gestalterischen Tuns, den blockierten Weg zurück zum befreiten Ich-Selbst wieder zu öffnen.

Wem das Reden schwer fällt, oder wer nicht gerade einen vertrauten Partner zur Seite hat, versucht am besten den schriftlichen Weg zur Beschreibung der Ängste. Manche Patienten führen vom ersten Tag ihrer Erkrankung an ein spezielles Tagebuch. In diesem Tagebuch notieren sie zum Beispiel, was Ärzte, Psychologen oder Pflegende zur Krankheit, Therapie oder zum eigenen Verhalten gesagt haben. Oder sie protokollieren ihren Tagesablauf, ihre Gedanken oder eben ihre Ängste. Beim Aufschreiben dieser Dinge wird vieles klarer: Es zeigt sich, ob alles richtig verstanden wurde oder ob noch Unklarheiten oder Fragen bestehen. Mit diesen Notizen in der Hand kann man Rückfragen stellen, über Geschehenes nochmals nachdenken, den eigenen Entwicklungsprozess in der Krankheit wieder nachvollziehen.

Eine andere Möglichkeit, sich schriftlich zu äußern, ist, einen Brief zu schreiben. Diesen Brief müssen Sie nicht unbedingt abschicken. Er kann zum Beispiel an Ihren Schutzengel gehen oder an eine andere Person Ihrer Phantasie.

Auf die Träume achten

Meistens lässt es sich gar nicht vermeiden, dass einen die Gedanken, die um Ängste und Sorgen kreisen, bis in den Schlaf verfolgen. Oft ist dies auch gar nicht so schlecht. Denn die Lösungen quälender Gedanken, die Antworten auf existentielle Fragen, werden oft im Schlaf oder Halbschlaf gegeben. Wenn das Bewusstsein, die rationale Bearbeitung, das bewusste Denken in Dämmerzuständen des Schlafs oder der Hypnose heruntergefahren werden, beginnt ein anderes, ein unbewusstes, bildliches, imaginierendes, kreatives, lösendes Denken. Dies kann sich in den Träumen niederschlagen. Und diese Träume können uns viele Schritte weiter bringen, wie es bereits das Sprichwort »das ist mir im Schlaf zugefallen« ausdrückt. Also schlafen Sie ruhig einmal über Ihre Probleme und achten Sie auf Ihre Träume.

Regel 3: *Das persönliche Vorgehen gegen die Ängste festlegen und danach handeln*

Für viele Menschen ist es schon entscheidend, sich bewusst zu machen, wovor man Angst hat, denn dann verliert die Angst ihren Schrecken. Als nächstes kann man sich ganz klar von der Angst desidentifizieren, indem man sich sagt: Ich habe Angst, aber ich bin nicht durch und durch Angst.

In unseren Patientenseminaren sprechen wir regelmäßig über den Umgang mit Angst und Ängsten. Dabei machen unsere Seminarteilnehmer immer wieder die gleichen Bemerkungen, die das Wesentliche ihrer individuellen Strategien gegen die Angst zusammenfassen:

Der Angst ins Auge sehen.
Sich nicht vor der Angst verstecken.
Der Angst nicht entgegenkommen, sondern entgegentreten.
Die große Angst in viele kleine Ängste zerlegen.
Der Angst ein Gesicht, eine Gestalt, einen Namen geben.
Die Angst mit den eigenen Waffen schlagen.
Vor der Angst nicht Angst haben wollen.
Von anderen lernen, wie sie ihre Ängste bewältigt haben.

Das persönliche Programm gegen die Angst ist Teil des individuellen Wegs durch die Krankheit. Zur Angstbewältigung gibt es zwar kein absolut verbindliches Rezept. Trotzdem gibt es viele Tipps und Vorbilder. Beginnen wir wieder mit den Vorbildern, wie sie in diesem Buch beschrieben werden.

Kay Alig: *Aber Dr. Sch. machte mir klar, dass man nicht einfach nur die Statistik anschauen darf. Wenn diese sagt, dass nur 40% überleben, dann sagte er: »Entscheide dich, zu diesen 40% zu gehören«. Die Ärzte gaben mir nie das Gefühl, dass der Krebs ein Todesurteil ist. Im Gegenteil: Sie ermutigten mich, stark zu sein und jeden Tag zu genießen.*

Karl Steininger: *Ich musste selbst die Verantwortung übernehmen, habe geschaut, was es für Behandlungsmöglichkeiten gibt. Da ist das Internet ja schon ein tolles Hilfsmittel. Nachsorge ist auch Vorsorge. Um mich zu informieren und um mit Leuten, die ähnliche Krankheitskarrieren haben, zu reden, bin ich Mitglied in zwei verschiedenen Selbsthilfegruppen geworden. Ich will den Dingen auf den Grund gehen, mich informieren, analysieren, verstehen: Das ist mein Weg. Anders hätte ich es nicht geschafft.*

Geneviève M.: *Jeder hält sich an etwas fest, wenn er in einer Krise ist. Ich halte mich an Gott fest. Ich spüre, dass Gott mich trägt. Ich kann beten.*

Ich kann den Krebs an Gott abgeben und vergessen. Es ist vorbei. Sicher ist noch etwas Angst da. Aber ich will ihr keinen Raum lassen.

Kirstin Diehl diktiert in ihr Tagebuch: *Ich will nicht permanent in den Kissen sitzen, ich kann genau so gut etwas tun und meine Zeit sinnvoll nutzen – ich plane das Leben und nicht den Tod.*

Verena C.: *Ich kann gut organisieren, wenn ich eine innere Klarheit gefunden habe. Die innere Logistik muss stimmen. Meine Stärke ist auch, dass ich immer wieder neu anfangen kann, wenn ich erkenne: Mein Weg geht anders weiter.*

Gaby Kutner: *Ich entschloss mich, Kontaktperson in unserer Selbsthilfegruppe zu werden. Ich wohne in der Stadt – das ist strategisch gut für Kontakte und Besuche. Das Thema Ernährung wurde zum Dauerbrenner in unserer Gruppe. Wir versuchen auf unseren Körper zu hören, zu spüren, was wir zum Wohlbefinden beitragen können.*

Ich könnte die Erfahrungsberichte von Patienten in diesem Buch immer wieder lesen. Ein jeder hat *seine Krankheit* erlebt und *seinen Umgang* damit lernen müssen. Aber alle geben uns die gleiche Grundbotschaft: Die Angst liegt in Dir, aber in Dir liegen auch die Kräfte, sie zu überwinden.

Diese Kräfte zu finden und mit ihnen die Strategie gegen die Ängste zu entwickeln, verlangt Mut und Ehrlichkeit sich selbst gegenüber. Denn unsere Ängste haben auch mit unseren vermeintlichen Schwächen zu tun – und diese verbergen wir gerne.

Vielleicht bin ich selbst ein gutes Beispiel für einen Menschen, dessen Ängste vor allem aus seinen Schwächen kommen. Im Grunde meines Wesens bin ich ein verletzlicher Mensch. Ich habe aber zeitlebens versucht, diese Mimosenhaftigkeit zu verstecken oder zu kompensieren. Und dann kamen die Krebserkrankung und Therapien mit ihrem massiven Verletzungspotential auf mich zu. Also wollte ich wieder alles verstecken, alleine abmachen, vor den Augen anderer verbergen. Vielleicht wollte ich damals auch nicht als Feigling dastehen. Ich hatte so vielen Patienten die Belastungen der Krebstherapie zugemutet. Sollte ich mich jetzt selbst davor drücken? Könnte ich meinen Patienten so je wieder glaubhaft unter die Augen treten? Nein, da blieb mir nur die Flucht nach vorne.

An Sterbensängste kann ich mich nicht erinnern. Angst vor Komplikationen der Therapie, ja. Aber am Schwierigsten war es, mich meinen Schwächen zu stellen, als ich meinen Weg aus der Not und Angst gesucht habe: Meine Hauptsorge galt der Familie. Deswegen wollte ich überleben. Und das ging nur mit einer aggressiven Chemotherapie.

Ich fürchtete eine Schwächung meiner beruflichen Position oder meines ärztlichen Status, wenn meine Erkrankung bekannt würde. Deswegen beschloss ich, meine Erkrankung für mich zu behalten und mich im Ausland behandeln zu lassen. Ich pflegte das Image eines souveränen, gelassenen, einflussreichen Chefs, dem seine Mitarbeiter vertrauen konnten. Dieses Image sollte nicht angekratzt werden. Deswegen war ich bestrebt, meinem Arbeitsplatz nicht fernzubleiben, bei den Teambesprechungen nicht zu fehlen, auf einer Chemotherapie zu bestehen, die keinen Haarausfall verursacht.

Es blieb die große Angst, dass ich den Belastungen der Therapie irgendwann nicht mehr gewachsen sein könnte. Dass ich zusammenbrechen, resignieren und nicht durchhalten würde. Mich davor zu schützen war wohl die größte Herausforderung. Mein Ziel war es – wie ich später ausführlicher schildern werde – mich für das Durchhalten zu konditionieren. Körper, Geist und Seele sollten unabhängig von meinem Willen und meiner Befindlichkeit auf Überlebenskurs programmiert sein. Zu diesem Zweck konnte ich auf alte Erfahrungen unter widrigen Umständen im Gebirge zurückgreifen. Und dieses Programm hat mich gerettet.

Tipps zur Bewältigung von Angst

Fassen wir zusammen, welche Tipps zur Bewältigung von Angst wir aus diesen Beispielen ableiten können:

– Das Akzeptieren der Angst, bewirkt eine Erleichterung und erlaubt, sich ihr zu stellen.
– Schon das Bewusstmachen der Inhalte der Ängste dient der Angstbekämpfung.
– Angstbewältigung steht in engem Zusammenhang mit persönlichen Ressourcen. Besinnen Sie sich auf die Kräfte, die Ihnen früher bei der Bewältigung von Angst, Krisen oder besonderen Herausforderungen zur Verfügung gestanden haben.
– Versuchen Sie, für jede der einzelnen Ängste, die Sie identifizieren konnten, eine Lösung zu finden. Weichen Sie keinem Problem aus. Verdrängtes kann neue Ängste hervorrufen.
– Prüfen Sie, ob Ihre Ängste auch auf Unkenntnis eines bestimmten Sachverhaltes beruhen könnten. Unsicherheit aus Unübersichtlichkeit der Lage und Unkenntnis der Tatsachen verursacht und verstärkt viele Ängste. Informieren Sie sich.

- Prüfen Sie Ihre Einstellung und Ihre Herangehensweise in der neuen Lebenssituation. Versuchen Sie einen positiven Zugang, die Chance in der Krise zu finden.
- Der Zusammenschluss mit anderen in der gleichen Situation kann sehr hilfreich sein. Aber diese sollten nicht zu den Pessimisten, Schwarzsehern und Panikmachern gehören.
- Versuchen Sie Ihrem neuen Leben so schnell wie möglich eine Ordnung, einen geregelten Ablauf zu geben. Berechenbare Tagesstrukturen, Terminkalender, Listen mit Aufgaben, die abzuarbeiten sind, das alles fördert die Selbstsicherheit, das Selbstvertrauen und das Selbstwertgefühl. Etwas besseres können Sie der Angst fast nicht entgegensetzen.
- Versuchen Sie jede Form der Abhängigkeit, Fremdbestimmung, Entmündigung zu vermeiden.
- Vermeiden Sie Zustände der Erschöpfung, Übermüdung, Entkräftung.
- Scheuen Sie sich nicht, die professionelle Hilfe eines Psychologen, Seelsorgers oder Coach anzunehmen.
- Finden Sie heraus, wem oder was Sie vertrauen können. Vertrauen haben führt zu Angstresistenz.

Krankhafte Angst

Angst kann so abgrundtief und unfassbar, so dominierend und lähmend, so allgegenwärtig und alles durchdringend sein, dass man ihr nicht gewachsen ist. Angst kann eine eigene, eigentliche Krankheit sein. Angst kann im Zusammenhang mit Medikamenten, Drogen oder Rauschzuständen auftreten. Angst kann Teil einer seelischen Erkrankung wie einer Depression oder Teil einer Nervenkrankheit, wie einer Hirnreizung sein. Angst kann als Panikattacke überfallsartig oder als ein reaktiviertes frühkindliches Psychotrauma daherkommen.

Wenn eine solche Angst vorliegt, ist eine Selbsthilfe kaum möglich. In diesem Fall ist ärztliche Hilfe und in erster Linie eine Therapie mit entsprechenden angstlösenden Medikamenten gefragt.

Umgehen mit der Angst anderer Menschen

Die Diagnose Krebs ist nicht nur für den Erkrankten selbst, sondern auch für die ihm nahestehenden Menschen ein Ängste auslösendes Ereignis. Das darf nicht übersehen werden, denn unterdrückte Ängste, wohlmeinend versteckt, um Personen in der Umgebung zu schonen, kommen früher oder später wieder hoch, vielleicht in Kombination mit Aggressionen. Alle Angstexperten warnen davor, die Ängste zu verschleiern. Die voreinander verheimlichten Emotionen können zu Spannungen, Vereinsamung, Distanziertheit und in schlimmen Fällen zum Kommunikationsabbruch führen.

Reden Sie mit Ihren nächsten Bezugspersonen über Ihre Ängste. Geben Sie auch der Familie die Chance, die ihren zu äußern. Denn die ausgesprochene Angst, die mit-geteilte Angst verliert ihren Schrecken und setzt Kräfte frei, die positiv genutzt werden können.

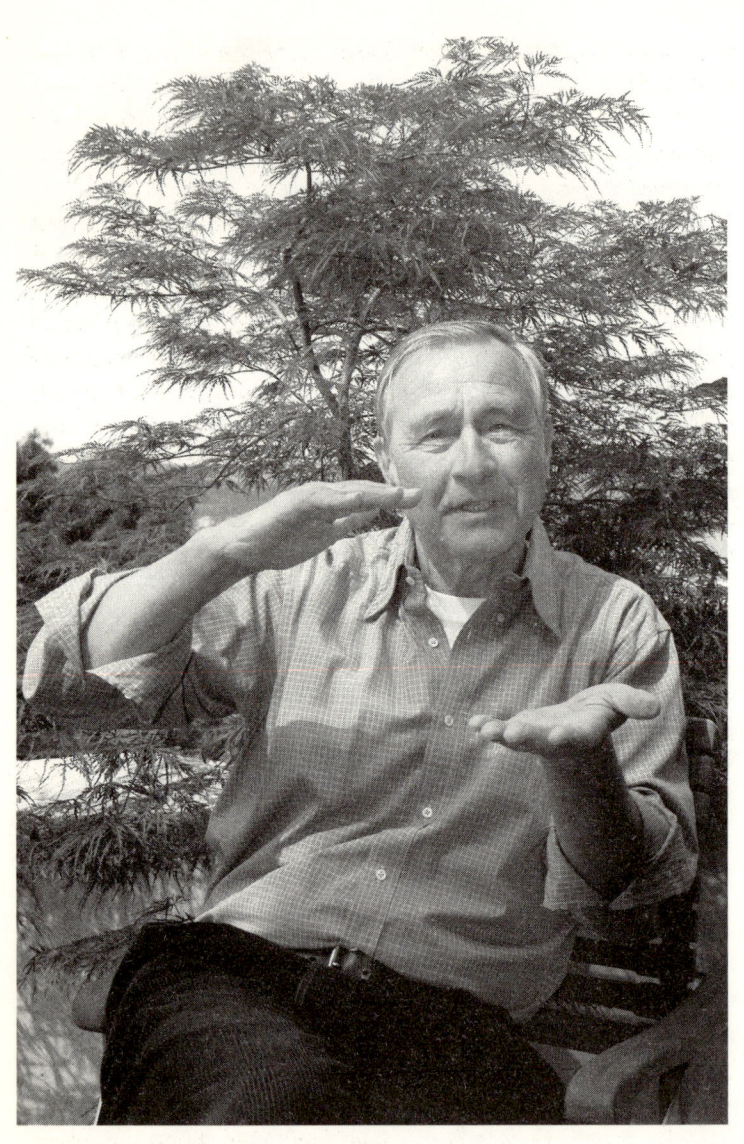

Gerd Nagel

Es war ein lange und gut gehütetes Geheimnis: Gerd Nagel, Hämatologe und Onkologe, ehemaliger Präsident der Deutschen Krebsgesellschaft, langjähriger Leiter der Klinik für Tumorbiologie in Freiburg, hatte selbst Krebs. »Akute myeloische Leukämie«, eine Form von Blutkrebs, lautete 1983 die Diagnose. Keiner wußte davon, nur wenige Menschen aus dem engsten privaten Kreis waren eingeweiht. Die Behandlung erfolgte – kaum zu glauben – völlig unbemerkt von der Umwelt. Mit Erfolg: Bis heute ist die Krankheit nicht wiederaufgetaucht. Für dieses Buch bricht Gerd Nagel zum erstenmal sein Schweigen und spricht über das, was er in dieser Zeit der existentiellen Krise erlebt hat. Diese Erfahrungen haben sein Engagement für einen anderen Umgang mit Krebs und Krebspatienten entscheidend geprägt und waren mit die wichtigsten Triebfedern für die Entstehung dieses Buches und die Gründung der Stiftung Patientenkompetenz.

»Wo aber Gefahr ist, wächst das Rettende auch.«

▓ Wie haben Sie Ihre Krebskrankheit entdeckt?

Mir war aufgefallen, daß ich an Unterschenkeln und Füßen Blutpunkte hatte, kleine Einblutungen in der Haut. Als Arzt wußte ich, daß das eindeutige Hinweise auf eine Blutgerinnungsstörung sind. Als nächstes schaut man sich dann einen Blutausstrich unter dem Mikroskop an. Das habe ich getan und mir die Diagnose selbst gestellt – da wurde mir natürlich zuerst schwarz vor den Augen. Als Krebsmediziner wußte ich ja, was das bedeutet, was ich da sah. Aber der Schrecken war kurz. Dann kam auch schon die Frage: »Was mache ich jetzt?«

■ Und was haben Sie dann gemacht?

Erst einmal habe ich die Diagnose überprüfen lassen und dann versucht, mich wieder zu »sortieren«. Am Anfang herrscht ja nur ein Chaos der Gedanken und Gefühle. Da wollte ich raus und habe mir drei Dinge vorgenommen:

1. Nur ganz wenigen etwas sagen.
2. Wieder gesund werden.
3. Klären, was für mich das richtige ist.

■ Warum sollte denn niemand etwas erfahren?

Ich war in einer exponierten Stellung. Immer dabei, Unkonventionelles zu wagen, und damit eine Angriffsfläche für viele, denen das nicht paßte. Ich war Chef einer Uniklinik, Vorstandsmitglied mehrerer Fachgesellschaften, im Zenit meiner Karriere und meines Einflusses. Ich wollte und konnte noch so viel bewirken. Als Krebskranker wäre ich abgeschrieben gewesen.

■ Ihr zweites Ziel lautete: Wieder gesund werden. Hatten Sie Zweifel daran? Die Heilungschancen waren damals ja nicht so rosig.

Zweifel, nein. Damals waren die Ergebnisse der Leukämietherapie zwar noch nicht so gut wie heute. Trotzdem war ich mir sicher: Das schaffe ich!

Komplizierter waren andere Fragen: Wie aggressiv sollte ich mich behandeln lassen, durch wen und wo? Wann soll die Therapie beginnen? Ich hatte ja schon Blutungen – bei Leukämie ein Alarmsignal. Aber für eine Therapie fühlte ich mich noch nicht reif, ich war noch gar nicht auf das Kommende eingestellt. Da in blindem Vertrauen reinlaufen – nein, das wollte ich auf keinen Fall. Ich habe zu oft gesehen, daß Patienten übereilte Entscheidungen getroffen haben, ohne sich erst einmal zu orientieren. Das war fast immer zu ihrem Nachteil. Vertrauen ja, aber nicht blind, sondern sehend! Und ich sah noch nicht genug.

▨ Wie haben Sie herausgefunden, was für Sie richtig ist?

Zunächst wußte ich nur, was ich nicht will. Ich war in eine Lebenssituation hineingeraten, die extrem kritisch war. Ich war siebenundvierzig Jahre alt. Die täglichen Begegnungen mit Krebspatienten fielen mir immer schwerer. Irgendwie war ich erschöpft. Und jetzt noch das. Es lag nahe, einfach aufzugeben. Aber das Gegenteil traf ein. Die Leukämie war kein Grund zu resignieren, sondern ein Stoppsignal, eine rote Ampel: Anhalten und dann neu starten. Aber wie? Und warum ich, warum jetzt, warum überhaupt? Alles Fragen, die sich jeder Krebspatient stellt.

Dann die Fragen zur Therapie: Wie bleibe ich arbeitsfähig, wenn während der Chemotherapie die Komplikationen kommen – Depressionen, Müdigkeit, Willensschwäche, Schmerzen? Nehme ich dann Medikamente – Schlafmittel, Schmerzmittel, Antidepressiva? Darauf mußte ich erst Antworten finden, bevor ich mich den Strapazen einer Therapie stellen konnte.

Als routinierter Bergsteiger bin ich nie untrainiert ins Gebirge gegangen. So wußte ich auch jetzt: In dem Zustand, in dem ich jetzt bin, schaffe ich das nie und nimmer. Ich wollte und mußte mich erst vorbereiten und klären, welche Medizin für mich die richtige ist und welcher Kollege als Therapeut zu mir paßt.

▨ Was meinen Sie damit?

Jeder Mensch braucht die Medizin, die zu ihm paßt – eine individualisierte Medizin. Und einen Arzt, dem er vertrauen kann, der die Fähigkeit hat, ihn auf seinem Weg zu begleiten.

■ Was war Ihr nächster Schritt?

Ich bin weggefahren. In der Nähe von Göttingen gab es riesige, einsame Wälder mit Kathedralen uralter Bäume. Dort habe ich mich für zehn Tage in einem kleinen Ort einquartiert und an mir gearbeitet.

Es begann mit der erschreckenden Erkenntnis: Ich wußte nicht mehr, wo und welches meine Kräfte sind. Ich fragte mich: Wer bin ich? Und fand keine Antwort. Ich versuchte mich zu spüren, aber ich spürte nichts. Ich suchte meinen früheren Glauben – vergeblich.

Da ging ich wirklich zu Boden, erschüttert, erschreckt, ein Häuflein Erdenelend und kniete weinend vor einem Trümmerhaufen. Was ich hatte, war nichts mehr wert. Was etwas wert war, hatte ich nicht mehr. Ich hatte mich verloren. Alles lag unter den Trümmern – mein Herz, meine Liebe, mein Glaube, meine Hoffnung. Alles war verschüttet. Vor lauter Suchen nach Erfolg hatte ich mich selbst verloren. Sogar meine sonst so verläßliche innere Stimme schwieg.

■ Meinen Sie, daß das die Krankheit mit verursacht hat?

Ich glaube nicht an einen ursächlichen Zusammenhang zwischen Krise und Krebs. Ich glaube aber, daß die Leukämie schon lange in mir dringesteckt hat. Und meine Seelenverfassung, dieser lieblose Umgang mit mir selbst, könnte dann zusammen mit der rücksichtslosen Ausbeutung meiner körperlichen Kraft bewirkt haben, daß sie ausgebrochen ist. Vielleicht hatte ich der Krankheit nicht mehr genug entgegenzusetzen. Deswegen glaubte ich auch nicht an einen Therapieerfolg, nicht in dieser Verfassung. Ich wußte: Heilung gelingt nur, wenn alle meine Kraft diesem Zweck dient. Nur: Wo war meine Kraft?

▓ **Wie haben Sie dann an sich gearbeitet?**

Am Anfang ging mir so vieles durch den Kopf. Warum ich? Schuld und Krankheit. Die Leukämie als Geißel. Aber das führte ja nicht weiter.

Dann habe ich gemerkt: Ich bin völlig abgestumpft. Ich war immer ein sinnesbewußter, aufmerksamer Mensch gewesen, habe äußerst wahrnehmungsfähig geschaut, gehört, gerochen und menschliche Schwingungen gespürt. Das war alles weg. Da wußte ich: Wenn ich meine Wahrnehmungsfähigkeit wieder habe, werde ich wieder ich selbst. Dann kann ich auch drohende Nebenwirkungen der Therapie früher erkennen. Ich muß in mich hineinhören können. Bevor es anfängt zu bluten, muß ich es erahnen können.

Ich habe also ganz bewußt meine Sinne geschult: das leise Rasseln der Samenkapseln eines Farns im Winde zu hören, Bäume an ihrem Geruch zu unterscheiden. Ich habe vieles in den Mund genommen, um wieder schmecken zu können. Ich legte meine Stirn an Baumrinden, auf Moos, auf Felsen, um sie zu spüren – sie waren alle verschieden warm oder kalt, reflektierten die Temperatur ganz unterschiedlich. Ich ging mit nackten Füßen über den Waldboden, durch Bäche, über umgestürzte Baumstämme.

Die Sinne kamen wieder. Und damit konnte ich mich auch selbst wieder spüren. Mein Ich gehörte wieder mir.

Jetzt konnte ich mich auf die Krisenzeiten unter der Therapie einstellen. Ich habe mich regelrecht »programmiert«.

Alles, was dafür wichtig war, verbirgt sich im Anfang des Gedichtes »Patmos« von Friedrich Hölderlin. Ich hatte es schon früher beim Klettern immer dabei. Jetzt prägte ich es mir fest ein – ich kann es heute noch auswendig:

Patmos

Nah ist
Und schwer zu fassen der Gott.
Wo aber Gefahr ist, wächst
Das Rettende auch.
Im Finstern wohnen
Die Adler und furchtlos gehn
Die Söhne der Alpen über den Abgrund weg
Auf leichtgebaueten Brücken.
Drum, da gehäuft sind rings
Die Gipfel der Zeit, und die Liebsten
Nah wohnen, ermattend auf
Getrenntesten Bergen,
So gib unschuldig Wasser,
O Fittige gib uns, treuesten Sinns
Hinüberzugehn und wiederzukehrn.

Zehn Tage hat es insgesamt gedauert, dann hatte ich mich auf diese Weise für die Therapie und alles, was auf mich zukam, konditioniert. Und von da an lief alles ab wie geplant. Auch in den Krisen. Dieses Programm hat gehalten.

■ **Was meinen Sie mit »Programm«?**
Was lesen Sie aus diesen Zeilen konkret heraus?

Die Bilder, Metaphern und Symbole in diesem Gedicht sind allesamt Schlüssel zu den Tresoren der inneren Kräfte, auf die man in Zeiten der Krise zurückgreifen kann. Es sind Mythen von den Urbildern der Menschheit. Im Finstern wohnen die Adler – das sind Adler, keine Geier! Die Könige der Lüfte! Das Finstere – das sind die Quellen unserer Kraft, die jeder von uns ganz tief in sich hat, im Dunkeln eben. Das will uns sagen: Aus den Urtiefen des menschlichen Wesens heraus entstehen königliche Kräfte. Die

Söhne der Alpen – das sind die Heldengestalten der Antike. Begleitet von den Göttern, haben sie enorme Kräfte entwickelt. Fittige
gib uns – heute sagen wir Fittiche –, das sind die Flügel unserer
Schutzengel.

Für mich war das ein Überlebensprogramm, das unabhängig vom
Bewußtsein und vom Willen abläuft. Darauf konnte ich mich verlassen: In Momenten, wo ich selbst die Situation nicht mehr steuern
konnte, übernahm es wie ein Autopilot im Flugzeug die Navigation.

Und damit hatte ich unter den Trümmern meines Lebens auch
meinen Glauben wiedergefunden. Ich hatte sie wieder, die Gewißheit aus der Kinderzeit: ich bin begleitet.

■ Wie lief die Therapie dann ab?

Ich habe mich für die Chemotherapie entschieden, bei einem guten
Onkologen in London. Der hat mir die damalige Standardtherapie
vorgeschlagen. Ich sagte ihm, unter welchen Umständen ich diese
Therapie auf mich nehme, und bat ihn, sein Therapieschema an
meine Bedürfnisse anzupassen:

- Hochdosierte Stoßtherapie mit Infusionen nur am Wochen-
  ende, denn ich will keinen Tag am Arbeitsplatz fehlen.
- In der Zwischenzeit Tabletten.
- Kein Medikament, das Haarausfall verursacht.

Er meinte, das ginge nicht. Er würde sich streng an die Studien und
die Schemata halten. Alles andere sei ihm zu riskant, da könne er
für nichts garantieren.

Aber was konnte er denn schon garantieren mit diesen zwanzig
bis dreißig Prozent Erfolgschancen der Chemotherapie von damals? Er kam mir mit Statistiken. Da ich wieder lachen konnte,
habe ich ihn ausgelacht: Eine Statistik bei einem Einzelfall? Im Einzelfall gibt es keine Statistik. Entweder wirkt die Therapie, oder sie
wirkt nicht. Wenn sich ernsthafte Komplikationen ankündigen,
komme ich vorbei.

Komplikationen kündigen sich nicht an, hielt er dagegen, deswegen müsse ich in der Klinik bleiben, zur Überwachung. Ich aber meinte: Wenn ich den Unterschied zwischen Eiche und Ulme riechen kann, dann rieche ich auch in meiner Atemluft, wenn sich Pseudomonas-Bakterien in meiner Lunge eingenistet haben, und zwar lange, bevor es aus der Lunge blutet. »You are crazy« – Sie sind verrückt, war seine Antwort.

Am Schluß unseres Gesprächs haben wir dann aber doch einen guten Kompromiß gefunden, und ich unterschrieb, daß ich alles selbst verantworten würde.

Und dann lief es genau so, wie ich es mir vorgenommen hatte. Werktags war ich am Arbeitsplatz, am Wochenende flog ich zur Therapie nach London.

■ Ging das alles so glatt und reibungslos?

Nein, es war eine Strapaze – mir war schon klar, was ich mir da zumutete. Aber ich wollte es so, und es ging. Schon nach zwei Zyklen war klar: Die Therapie schlägt an. Insgesamt hat die Behandlung drei Monate gedauert, dann waren alle Krebszellen weg.

Natürlich gab es auch Komplikationen, Todesängste und Panikanfälle, Depressionen und Resignation. Aber das »Programm« hat gehalten: »Wo aber Gefahr ist, da wächst das Rettende auch.« Ich hatte Vertrauen.

Meine Kraft kam auch aus der Familie. Meine damalige Frau und die Kinder – beide im Teenie-Alter – haben unter dieser ja auch für sie existentiellen Krise viel gelitten, mich aber auch phantastisch unterstützt und mir den Rücken freigehalten.

Der Rest war Glück. Und Gnade.

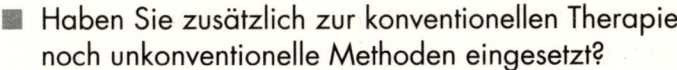
■ **Haben Sie zusätzlich zur konventionellen Therapie noch unkonventionelle Methoden eingesetzt?**

Ich habe dafür gesorgt, daß ich ausreichend mit Vitaminen, Mineralstoffen und Spurenelementen versorgt war.

■ **Was haben Sie aus diesem persönlichen Erleben einer Krebserkrankung für Ihren Beruf als Arzt und Onkologe mitgenommen?**

Ich hatte bis dahin Mühe mit der Frage von Patienten, was sie selbst für sich, für ihre Heilung tun können. Jetzt konnte ich diese Frage verstehen und beantworten. Meine Antwort bestand in einer Gegenfrage: »Was meinen Sie selbst, was Sie für sich tun können?« Denn darum geht es doch: Die Antwort auf die Frage: »Was kann ich selbst für mich tun?« liegt nicht in anderen, nicht draußen. Ich finde sie nur innen, in mir selbst. Wie es Rainer Maria Rilke so schön beschrieben hat in einem Gedicht im Andenken an die Malerin Paula Modersohn-Becker: »Vergangenheiten sind dir eingepflanzt, um sich aus dir wie Gärten zu erheben …«

■ **Aber das läßt sich ja nicht so einfach besprechen, das geht ja bei jedem »ans Eingemachte«. Wie haben Sie es geschafft, daß sich die Patienten dafür öffnen konnten?**

Viele Krebspatienten können sich nicht richtig äußern. Das unfaßbare Leid hat sie sprachlos gemacht. Ein »normales« Gespräch ist kaum noch möglich, aber es besteht ein sehr großes Bedürfnis danach. Viele sagen: »Niemand redet mit mir, niemand versteht mich.« Und das ist ja meistens auch so. Ich glaube, sie haben gespürt, daß es mir ernst ist, daß ich aufrichtig bin mit ihnen. Und daß ich die Antwort, die sie in sich finden, respektiere – wie auch immer sie aussieht.

■ Welche Lektionen hat Ihnen die Krankheit sonst noch erteilt?

Ich habe begriffen, daß man nicht nur die Therapieschemata kennen muß, sondern auch den richtigen Moment ihrer Anwendung. Von da an sagte ich meinen Patienten: »Lassen Sie sich Zeit mit der Therapie, gewöhnen Sie sich erst an die neue Lebenssituation.« Ich habe selbst erfahren, wie wichtig es ist, von der Richtigkeit des medizinischen Vorgehens überzeugt zu sein. Seither hatte ich es mir zum Grundsatz gemacht, nie einen Patienten chemotherapeutisch zu behandeln, der sich noch nicht voll zu diesem Schritt bekennen konnte.

Ich habe neue Patientenrechte kennengelernt. Das Recht des Patienten, etwas für sich selbst zu tun. Das Recht auf eine andere Meinung, als sie der Arzt vertritt. Das Recht des Patienten, respektvoll angehört zu werden.

Am wichtigsten war aber, daß ich erkannt hatte, daß ich unter der Doktrin der Hochschule nicht die Medizin betreiben konnte, die zu betreiben ich angetreten bin. Also habe ich begonnen, eine eigene Klinik zu planen. Ohne meine Erfahrungen als Patient hätte ich das Konzept der Klinik für Tumorbiologie, wie sie dann in Freiburg entstanden ist, nicht erstellen können.

■ Patienten sagen häufig, die Ärzte würden zwar die Krankheit im Menschen gut behandeln, aber nicht den Menschen in der Krankheit. Haben Sie das auch so erlebt?

Diese Kritisiererei am Arzt ist eine Art Gesellschaftsspiel geworden. Wenn man Patienten nach positiven Erlebnissen mit ihren Ärzten fragt, kommt da viel mehr, als es diese populistische Nörgelei an der Medizin vermuten läßt.

Aber ich will nichts beschönigen – natürlich kann auch ich Kritik üben. Aber die Ärzte, mit denen ich zusammengearbeitet habe

– ob als Assistent, Chef, Kollege und als Patient –, die haben alle ihr Bestes gegeben. Allerdings hatte ich es vielleicht einfacher als mancher andere Patient. Denn ich habe gar nicht zugelassen, daß man sich für mich keine Zeit nimmt. Mit mir etwas zu tun, ohne mir in verständlichen Worten zu erklären, worum es geht, das hat man vielleicht einmal probiert. Einmal und nie wieder – da wurde ich aggressiv.

Und natürlich habe ich abwehrende Antworten bekommen, wenn ich danach fragte, was mir an Vitaminen oder Mineralien empfohlen werden kann. Aber ich konnte diese Haltung verstehen. Wir Ärzte wissen im allgemeinen ja viel über das, was man gegen eine Krankheit tun kann. Aber wir wissen wenig, was man zusätzlich für die Gesundheit einsetzen kann. Deswegen werden Fragen nach komplementärmedizinischen Mitteln und Methoden auch heute oft als belastend empfunden und abgewehrt. Also habe ich meinen Arzt entlastet und ihm gesagt, was ich über die konventionelle Therapie hinaus tun möchte, sei meine Angelegenheit, und ich würde mich woanders erkundigen. Diese Deutlichkeit führte nicht zum Bruch des Verhältnisses. Im Gegenteil: Das Verhältnis wurde klarer, eindeutiger. Ich habe bei meinem onkologischen Kollegen medizinische Fachkompetenz gesucht und gefunden. Alles Weitere besprach ich mit anderen Menschen.

Es klingt jetzt vielleicht hart, aber viel Kritik am Arzt gründet sich auf die Ohnmacht des Patienten. Wir Patienten haben unsere Entmachtung zugelassen. Jetzt stehen wir da wie das Kaninchen vor der Schlange. Nicht nur unsere Ärzte, sondern auch wir alle haben unseren inneren Heiler vergessen. Da setzt Patientenkompetenz an.

Patientenkompetenz: was ist das eigentlich?

Kompetente Patienten gab es schon immer – man hat sie nur nicht so benannt und nicht darüber gesprochen. Erst seit wenigen Jahren rückt die Patientenkompetenz als Fähigkeit mehr in den Mittelpunkt des gesellschaftlichen Bewußtseins. Sie ist jedem kranken Menschen zu eigen – die meisten sind sich dessen nur nicht bewußt.

Der Begriff »Patientenkompetenz« ist als solcher noch relativ jung, in älteren Schriften der Patientenliteratur findet er sich so gut wie nie. Ab dem Jahr 2000 jedoch taucht er immer öfter auf, besonders in Formulierungen wie »meine Kompetenzen«, »Ich lasse mich nicht als inkompetent hinstellen«, »Ich war vor der Erkrankung ein kompetenter Mensch und bin es auch jetzt«. Oder aus einer programmatischen Schrift der organisierten Selbsthilfe: »Selbsthilfe repräsentiert die ›erlebte Kompetenz‹, also jenes Wissen, das hilft, den Alltag trotz sozialer und/oder gesundheitlicher Problemlagen im Leben zu meistern.«

Patientenkompetenz damals …

Der Begriff Patientenkompetenz ist zwar neu, das diesem Begriff zu Grunde liegende Konzept vom Patienten als Ko-Produzenten von Genesung jedoch keineswegs. So schreibt beispielsweise Hippokrates (460–375 v. Chr.): »Der Arzt muß nicht nur bereit sein, selbst seine Pflicht zu tun, er muß sich auch die Mitwirkung des Kranken, der Gehilfen und der Umstände sichern.« Oder: »Die Heilkunst umfaßt dreierlei: die Erkrankung, den Kranken, den Arzt. Der Arzt ist der Diener der Heilkunst. Der Kranke muß zusammen mit dem Arzte sich gegen die Krankheit wehren.« Und: »Ein einsichtiger Mann, der erwägt, daß für die Menschen die Gesundheit von höchstem Wert ist, muß sich darauf verstehen, aus eigener Überlegung in den Krankheiten sich zu helfen; er muß verstehen, was von den Ärzten gesagt und seinem Körper verordnet wird, und er muß es beurteilen können.«

Das, was Patienten heute mehr und mehr einfordern – das partnerschaftliche Verhältnis zu ihrem Arzt, die umfassende Information über alles, was mit ihnen geschieht oder noch geschehen soll –, ist also ein alter Hut. Nur: Es gibt immer noch viel zu wenige, die ihn sich aufsetzen.

Aus dem Mittelalter ist überliefert: »medicus curat, natura sanat«, was frei übersetzt heißt: »Der äußere Arzt behandelt, der innere Arzt heilt.« Der Arzt Paracelsus (1493–1541) formulierte seinerzeit: »Die Kraft des Arztes liegt im Patienten.« Und Karl Jaspers (1883–1969), einer der bekanntesten Philosophen des vergangenen Jahrhunderts, schrieb: »Der Patient braucht die Freiheit, die medizinische Ordnung zu durchbrechen.«

… und heute

Der moderne Begriff Patientenkompetenz ist eine Weiterentwicklung früherer Vorstellungen von Patientenrollen.

1960: Der bevormundete Patient

Um das Jahr 1960 herum war es in vielen Kliniken völlig unüblich, Krebspatienten offen zu sagen, an welcher Krankheit sie leiden. Man unterstellte, sie seien nicht in der Lage, mit dieser Botschaft fertigzuwerden. Ein Arzt erinnert sich: »Uns wurde verboten, die Diagnose Krebs mitzuteilen. Es hieß, sie zu verkünden, heiße, den Tod verkünden.« Es war die Zeit des uneingeschränkten medizinischen Paternalismus. Der Patient wurde wie ein Unmündiger behandelt und bevormundet.

1970: Der informierte Patient

Aus den USA kam Anfang der 1970er Jahre der Begriff »informed consent« nach Europa. Patienten wurden zunächst eher allgemein, dann immer detaillierter über Art, Umfang und Konsequenzen eines medizinischen Eingriffs informiert. Seither müssen sie ihr Einverständnis zu den entsprechenden Maßnahmen durch eine Unterschrift auf einem Dokument erklären.

Die ursprüngliche Absicht dieser Informationspolitik war nicht etwa, Patienten ausführlicher darüber aufzuklären, welche Rechte sie haben und was mit ihnen gemacht wird, es ging vielmehr darum, den Arzt vor Regressansprüchen zu schützen. Das ist heute noch so. Vor jedem Eingriff muß der Patient unterschreiben, daß er vom Arzt umfassend aufgeklärt wurde und keine Fragen offen geblieben sind. So kann er sich später nicht mehr darauf berufen, etwas nicht gewußt zu haben. Hier wird oft achselzuckend unterschrieben. Von einem Konsens auf der Basis einer umfassenden Information kann meist keine Rede sein.

Fazit: Auch heute noch sind zwar viele Patienten informiert, aber nicht wirklich. Dazu eine Notiz des Juristen und Krebspatienten Peter Noll vom 15. Januar 1982: »Sie (die Ärzte) schützen sich selber, nicht den Patienten, genau wie die Juristen sich selber schützen und nicht den Angeklagten, wenn sie die Verfahrensregeln genau einhalten.«

1980: Der mündige Patient

Aber unaufhaltsam entwickelten sich Patienten aus dem »Pubertätsalter« zu »Erwachsenen«. Mehr und mehr wurden sie sich ihrer

Rechte bewußt. Anfang der 1980er Jahre entstanden die ersten Selbsthilfegruppen. Und Juristen begannen das bis dahin noch unbestellte Feld der Patientenrechte zu bearbeiten.

Der Allmachtsanspruch an die Medizin ist damals wie heute vorhanden. Er steht der Patientenkompetenz im eigentlichen Sinne entgegen – auch in der Medizin ist nicht alles machbar, und manchmal gehört es zu einem Lebensweg, bestimmte Dinge als unausweichlich akzeptieren zu müssen.

1990: Der autonome Patient

In deutlicher Wechselwirkung mit professionellen Rechtsschutzvereinigungen, Patientenverbänden sowie der forschenden Psychoonkologie trat der Patient noch einen Schritt weiter aus seiner Position als passives Mitglied im Gesundheitswesen heraus. Im Modell des »shared decision making« – der gemeinsamen Entscheidungsfindung von Arzt und Patient – wird er zunehmend zum Partner des Arztes. Sein Informationsbedürfnis wächst, er möchte mitentscheiden – auf der Basis einer guten Beratung.

2000: Der kompetente Patient

Seit den späten 1990er Jahren zeichnet sich nun ein grundsätzlich neuer Aspekt ab. Gaben die früheren Begriffe vom informierten, mündigen, autonomen Patienten eigentlich nur eine schrittweise Erweiterung ein- und derselben Grundidee wieder, kommt mit dem Begriff »Patientenkompetenz« eine ganz eigene Dimension hinzu.

In der Frühphase der modernen Patientenkultur zwischen 1960 und 1990 standen im wesentlichen die Beziehungen des Patienten zu anderen im Vordergrund: sein Verhältnis zum Arzt, zur Rechtssprechung, zur Politik, zu den Krankenkassen.

Bei der Patientenkompetenz hingegen steht das Verhältnis des Patienten zu sich selbst im Mittelpunkt. Zu den Fragen und Anforderungen an andere kommen jetzt die Fragen des Patienten an sich selbst hinzu: Welche Rolle will ich im Umgang mit meiner Krankheit spielen? Was ist mein persönlicher Beitrag zur Krankheitsbewältigung und wie sieht er aus? Wofür ist der Arzt zuständig, wofür bin ich es? Damit geht es nicht mehr nur um Rechte des Patienten, sondern vor allem auch um Mitverantwortung.

Dieser Wandel schlägt sich auch gesellschaftlich nieder. Die um 1980 gegründeten Selbsthilfeverbände, etwa die »Deutsche Frauenselbsthilfe nach Krebs« oder die Organisationen »Vivre comme avant« und »Leben wie zuvor« in der Schweiz, setzten sich ursprünglich vor allem für Rechte und die soziale Unterstützung von Patientinnen und Patienten ein. Heute bildet das Thema »Patientenkompetenz« für sie ebenso wie für die jüngeren Selbsthilfegruppen und -organisationen (zum Beispiel »mamazone« oder »Europa Donna«) einen wichtigen Schwerpunkt ihrer Arbeit.

Demgegenüber sind in der Gesundheitspolitik noch immer die Patientenrechte, innerhalb der onkologischen Fachgesellschaften die Patienteninformation und im ärztlichen Alltag die Patientencompliance die zentralen Themen.

Natürlich gibt es Ausnahmen. Zu erwähnen wäre hier beispielsweise die Klinik für Tumorbiologie in Freiburg. Sie hat das Konzept der Patientenkompetenz im Jahr 2000 sogar zum Gegenstand ihres Leitbildes gemacht und als erste Einrichtung in Deutschland die Second Opinion eingeführt. Aus ihr sind schließlich auch das »Ärzte- und Apotheker-Netzwerk Patientenkompetenz« sowie die »Stiftung Patientenkompetenz« hervorgegangen. Für beide besteht Patientenkompetenz in der Fähigkeit,

— sich den Herausforderungen der Krankheit zu stellen
— sich auf eigene und fremde Ressourcen zur Krankheitsbewältigung zu besinnen
— diese Ressourcen zu nutzen

- dabei persönliche Bedürfnisse mit zu berücksichtigen
- eigene Zielvorstellungen zu verfolgen
- Autonomie zu wahren.

Zukunft

Wir glauben, daß Patientenkompetenz in den kommenden Jahren eine immer größere Rolle spielen wird. Der moderne Mensch fordert Freiheit und Selbstbestimmung – auf allen Ebenen und in allen Lebensbereichen, auch in der Krankheit. Der Arzt wird dabei mehr und mehr vom Macher zum Berater, zum Lotsen durch die Informationsflut der elektronischen Medien. Mehr denn je ist die Kompetenz des Patienten gefordert, im Dschungel der unübersehbaren Therapiemöglichkeiten den richtigen Weg für sich zu wählen.

Etwas ganz Persönliches

»Patientenkompetenz« läßt sich nicht allgemeingültig definieren. Denn wenn Patienten von ihrer Kompetenz sprechen, meinen sie immer ihre ganz persönliche, individuelle Kompetenz, und sie treffen damit das Wesentliche: Patientenkompetenz bezeichnet die Fähigkeit, für sich Verantwortung zu übernehmen auf dem Weg durch die Krankheit. Und da dieser Weg bei jedem Menschen anders aussieht, gibt es nicht DIE Patientenkompetenz, sondern es gibt immer nur MEINE Kompetenz als Patientin oder Patient. Wie sie sich äußert, hängt ab von individuellen Wünschen, Fähigkeiten, Erfahrungen, Ressourcen und vielem mehr.

Ein kompetenter Patient wird für sich selbst aktiv – in welcher Form auch immer. Er macht sich auf die Suche nach den Quellen seiner Gesundheit – ganz egal, worin diese bestehen. Er versteht sich als Partner des Arztes und tritt damit heraus aus der Rolle des passiven Opfers eines gnadenlosen Schicksals. Er will das Heft des Handelns in der Hand behalten – auch wenn er es phasenweise vertrauensvoll in die Hände eines Arztes oder Therapeuten legt.

Das untermauern Zitate von Patienten:

»Ich wurde aktiv! Ich wollte mich nicht mehr länger ausgeliefert fühlen, und so entschloß ich mich, zum Täter meiner Gesundheit zu werden.« ... »Entscheidend ist, daß jeder seinen Weg wählt, auf dem er sich wohl fühlt, denn den einzig wahren Weg, der für alle gilt, gibt es nicht.« (Annette Rexrodt von Fiercks)

»Weil ich Krankheit, irgendein Leiden oder Handicap als Teil meines natürlichen Lebens betrachte, muß ich gar nicht extra von Patientenkompetenz reden. Ich rede immer von Lebensfähigkeit.« (Teilnehmerin eines Workshops)

»Als kompetenter Patient zeige ich meinem Arzt, daß er kein Einzelkämpfer ist. Er hat in mir einen Verbündeten. Es kann auf alle Arten etwas gutgehen. Und es kann auf alle Arten etwas schiefgehen. Da hat immer auch der Patient seinen Teil. Das stehen wir zusammen durch.« (Teilnehmer eines Workshops)

»Ich bin kompetent, wenn ich meine physische, seelische und geistige Weiterentwicklung ins Auge fasse.« (Teilnehmer eines Workshops)

»Ich bin ein kompetenter Patient, wenn ich mitmache, mitdenke, mitrede, mich mitteile, mitentscheide und Mitverantwortung übernehme.« (Teilnehmer eines Workshops)

»Wir sind kompetente Patienten, weil wir unseren Weg jetzt bei Krankheit ebensogut gehen können wie vorher bei Gesundheit.« (Teilnehmer eines Workshops)

»Patientenkompetenz ist eine Frage der Einstellung zur Krankheit.« (Teilnehmer eines Workshops)

»Unter Patientenkompetenz verstehen wir unser Recht, unsere Zuständigkeit und Fähigkeit selbst in den Angelegenheiten unserer Erkrankung zu entscheiden.« (Teilnehmerin eines Workshops)

»Patientenkompetenz bedeutet, Antworten auf die Fragen zu finden: Wer gibt mir Orientierung, damit ich erkennen kann, was für mich das Richtige und Wesentliche ist? Wie schaffe ich es, mit und trotz meiner Erkrankung mein Leben wieder möglichst normal zu führen? Was kann ich selbst noch tun, um zur Bewältigung meiner Erkrankung beizutragen?« (Teilnehmerin eines Workshops)

Ein kompetenter Patient zu sein bedeutet also nicht zwangsläufig, alles über seine Krankheit wissen zu müssen. Es kann ebensogut heißen, sich nur über das Nötigste zu informieren und alles weitere in die Hand eines kompetenten Arztes zu legen, zu dem ein Vertrauensverhältnis besteht. Denn Patientenkompetenz hat nichts mit Machertum zu tun. Gerade das bewußte Neinsagen, Loslassenkönnen, das entschiedene Vertrauen auf die medizinische Fachkompetenz, die gewachsenen menschlichen Beziehungen oder die göttliche Führung in schwierigen Lebensphasen kennzeichnet viele kompetente Patienten.
Patientenkompetenz ist keine Eigenschaft, kein Zustand, keine spezielle Begabung, kein Privileg. Sie schlummert in jedem von uns – auch wenn uns das nicht bewußt ist. Sie ist eine Fähigkeit, die es lediglich zu entdecken gilt. Kein Mensch ist je vollkommen kompetent, aber auch nie, wirklich niemals inkompetent. Unsere Patientenkompetenz können wir jederzeit ausgraben – aber wir müssen es wollen, und wir müssen es tun. Und manchmal brauchen wir dazu Hilfe.
   Patientenkompetenz ist etwas Dynamisches, ein ständiger Entwicklungsprozeß. Das erfolgt auch aus der ursprünglichen Bedeutung der Wortelemente *com* und *petere*, aus denen sich der Begriff »Kompetenz« zusammensetzt. *Com* stammt aus dem Lateinischen und bedeutet »zusammen«, *petere* steht für »auf etwas losgehen, auf

ein Ziel zustreben«. Das ergibt einen Sinn. Unser Leben ist ja auch nicht statisch, von der Stunde unserer Geburt an bis zu unserem Tod sind wir ständig in Bewegung. Es gibt kein Verweilen, keinen Stillstand. Nichts bleibt, wie es war. Gestern ist anders als heute. Heute ist anders als morgen. Morgen ist anders als übermorgen. Alles ist im Fluß.

Patientenkompetenz ist aber auch etwas Einzigartiges – so einzigartig wie jeder Mensch. Das Leben stellt an jeden von uns ganz unterschiedliche Anforderungen. Und auf dem Weg zu unserem Lebensziel kann uns eine Krankheit, auch eine lebensgefährliche, bedrohliche, möglicherweise chronische Krankheit wie Krebs die Richtung weisen. Dazu schrieb der amerikanische Psychologe Lawrence LeShan: »Es ist für den Betroffenen unerläßlich, erst einmal seinen eigenen Lebensweg zu finden und zu gehen … Nur auf diese Weise handeln und leben wir als ein Ganzes, und nur auf diese Weise gelingt es uns, unsere Selbstheilungskräfte zu mobilisieren und zu stärken. Der Wunsch, die eigenen geistigen Bedürfnisse zu befriedigen, wurde in fast allen Kulturen erkannt, in denen Menschen ihr körperliches Wohlbefinden der geistigen Erfüllung untergeordnet haben. Wir wissen, daß das Geistige ein sehr realer Teil von uns ist. Wenn wir Krebs haben und uns mit allem, was wir sind, in die Arbeit an unserer Genesung hineinbegeben müssen, können wir es uns nicht leisten, auch nur eine unserer Ebenen zu ignorieren.«

Patientenkompetenz und Verlauf der Krebserkrankung

Ergebnisse einer Befragung von 2661 Personen

In der Patientenliteratur der letzten Jahre wird immer wieder die Auffassung vertreten, daß der Verlauf einer Krebserkrankung, der Erfolg der Krebstherapie und die Lebenserwartung des Krebspatienten nicht nur von der Medizin, also der richtigen Krebstherapie, sondern auch vom Patienten selbst abhängen. Diesen Zusammenhang zwischen der Patientenkompetenz und dem Verlauf einer Krebserkrankung nennt man die »prognostische Relevanz der Patientenkompetenz«. Im Rahmen unserer Auseinandersetzungen mit dem Thema Patientenkompetenz wollten wir mehr darüber erfahren, wie verschiedene Bevölkerungsgruppen zur Frage der prognostischen Relevanz der Patientenkompetenz stehen.

Dazu haben wir anläßlich verschiedener medizinischer Großveranstaltungen, wie zum Beispiel des Deutschen Krebskongresses 2004, sowie durch briefliche Aussendungen an Patienten in Selbsthilfegruppen insgesamt 2661 Personen befragt. Mit 376 Personen haben wir ein persönliches Gespräch geführt, um zu erfahren, wie sie ihre Auffassung begründen. Die Fragen lauteten:

»Wovon hängt nach Ihrer Überzeugung das Ergebnis der Krebsbehandlung (die Krankheitsprognose, der Krankheitsverlauf nach einer Krebstherapie) ab:

a) ausschließlich von der medizinischen Tumortherapie (Operation, Bestrahlung, Chemotherapie)

b) sowohl von der Tumortherapie als auch von den Kräften der Selbstheilung des Patienten (Selbstregulation, Patientenkompetenz)

c) keine eigene Meinung«

Keine eigene Meinung vertraten so wenige der Befragten, daß sie bei der Auswertung vernachlässigt werden konnten. Fassen wir die wichtigsten Ergebnisse zusammen, so läßt sich folgendes feststellen:

1. Krebspatienten und ihre Angehörigen sind durchweg von der prognostischen Relevanz der Patientenkompetenz überzeugt. Diese Gewißheit bedarf nach Auffassung aller von uns befragten Patienten keiner Absicherung durch prospektive klinische Studien. Für Patienten steht nicht in Frage, daß ihr »innerer

Arzt« beim Heilungsprozeß und Krankheitsverlauf entscheidend mitwirkt.

2. In den Interviews bestätigte sich noch einmal das wesentliche Motiv der Selbsthilfe und Patientenkompetenz: Patienten wollen diesen »inneren Arzt« unterstützen. Darauf basiert die wichtigste Frage, die die meisten Patienten nach Abschluß der ersten konventionellen Behandlungsverfahren bewegt: »Was kann ich selbst noch tun?«

3. Die von uns befragten Apotheker und Apothekenangestellten waren fast uneingeschränkt von der Bedeutung der Patientenkompetenz und der Selbsthilfe für den Krankheitsverlauf überzeugt.

4. Etwa die Hälfte der Vertreter der akademischen Krebsmedizin und -forschung glaubt ebenfalls an die prognostische Relevanz der Patientenkompetenz. Die andere Hälfte jedoch lehnt sie mehr oder weniger vehement ab. Sie messen allenfalls der Patienten-Compliance – der Befolgung der ärztlichen Anordnungen durch den Patienten – eine gewisse Bedeutung zu.

5. Für die relativ verbreitete Abwehrhaltung der akademischen Medizin und Forschung gibt es verschiedene Erklärungen. Zum einen nehmen komplementärmedizinische Verfahren beider ärztlichen Ausbildung nur wenig Raum ein. Zum anderen gibt es zu diesen Mitteln und Methoden nur wenige Studien, und viele genügen nicht den Anforderungen der Schulmedizin. Denn viele Patienten weigern sich, nach dem Zufallsprinzip in zwei Gruppen eingeteilt zu werden. Eine solch »Randomisation« ist jedoch eine der wichtigsten Voraussetzungen, damit eine Studie von Schulmedizinern als seriös eingestuft wird. Außerdem wird die Forschung mit komplementärmedizinischen Mitteln und Methoden staatlich so gut wie nicht unterstützt. So gibt es nur relativ wenige Mittel, zum Beispiel Mistelpräparate wie Iscador®, die intensiver beforscht worden sind.

Viele Ärzte haben es auch nicht gelernt, die Dimension und Philosophie der Komplementärmedizin zu verstehen. Für sie gelten in erster Linie die molekularbiologischen Modelle der Krebsentstehung als Orientierung, die Selbstheilungskräfte des Patienten dagegen spielen – wenn überhaupt – nur eine untergeordnete Rolle.

6. Ganz anders sieht es aus, wenn Mediziner und Pharmazeuten selbst an Krebs erkranken. Bei unserer Umfrage traf dies für vierundvierzig akademische Ärzte, Forscher und Apotheker zu. In bezug auf ihren persönlichen Umgang mit der Krebserkrankung, auch was die Anwendung komplementärmedizinischer Mittel anbelangt, unterscheiden sie sich nicht wesentlich von anderen Krebspatienten. Zu achtundneunzig Prozent waren sie von der prognostischen Relevanz ihres unkonventionellen Handelns in eigener Sache überzeugt.

Weitere Einzelinformationen zu dieser Befragung sowie die ausführliche Diskussion der Ergebnisse finden sich im Internet auf der Homepage der Stiftung Patientenkompetenz (siehe Anhang).

Zehn kompetente Patienten

■ ■ ■

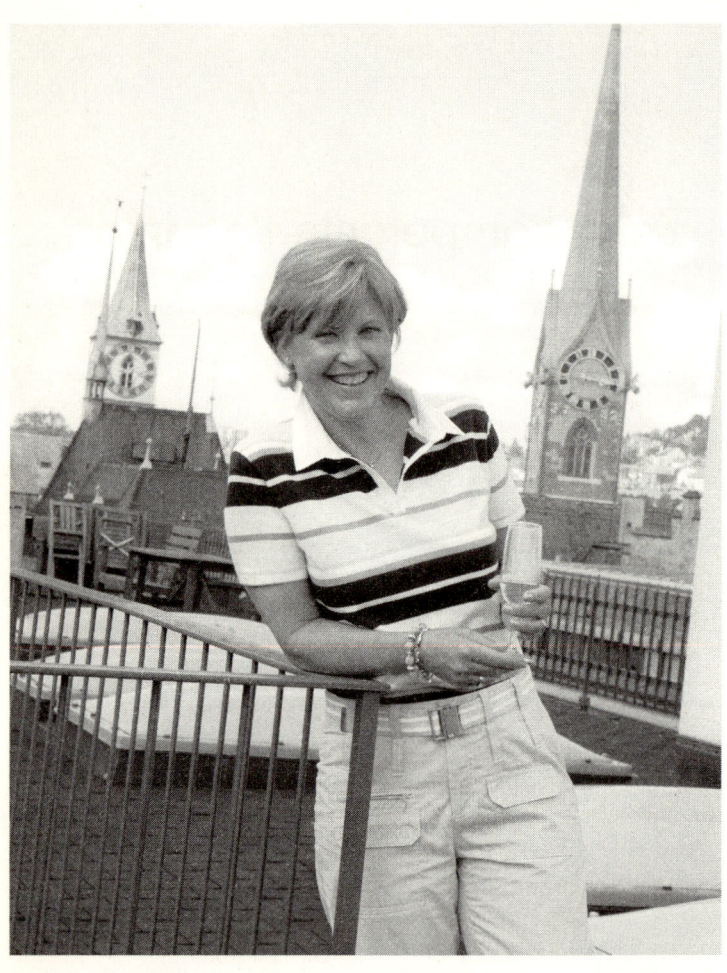

Kay Alig (50) bezaubert mit ihrem mädchenhaften Charme. Die gebürtige Amerikanerin lernte ihren Mann auf einer Reise durch die Schweiz kennen und blieb. Sie hat großes Vertrauen in ihren Arzt, der für sie auch ein Coach ist. Er erinnert sie immer wieder daran, ihre größte Fähigkeit zu leben: die angenehmen Dinge in den Mittelpunkt zu stellen.

»Just do it – tu's einfach!«

Kay Alig

Im November 2004 fing es an. Ein Ovarialkarzinom, ein stiller Killer. Es gab für mich keine Anzeichen, daß etwas so Ernsthaftes in meinem Körper vor sich ging. Ich war sehr aktiv in diesem Sommer. Ich spürte ab und zu ein leichtes Seitenstechen, aber ich dachte mir nichts dabei. Als es immer wieder auftrat, sagte mir meine Intuition, daß ich das jetzt abklären lassen muß. Dr. Sch., mein Gynäkologe, war eine großartige Unterstützung für mich, als Arzt, aber auch fast als Freund. Er schickte mich sofort zur Magnetresonanztomographie. Ich wußte von vornherein: das gibt kein Happy-End, aber ich hatte keine Angst. Ein paar Tage später stand fest: Ovarialkarzinom, Stadium III, also bereits fortgeschritten. Aber Dr. Sch. machte mir klar, daß man nicht einfach nur die Statistik anschauen darf. Wenn diese sagt, daß nur vierzig Prozent überleben, dann sage er: »Entscheide dich, zu diesen vierzig Prozent zu gehören!« Die Ärzte gaben mir nie das Gefühl, daß der Krebs ein Todesurteil ist. Im Gegenteil: Sie ermutigten mich, stark zu sein und jeden Tag zu genießen. Damit habe ich großes Glück gehabt.

Innerhalb einer Woche war ich operiert und zwei Tage vor meinem fünfzigsten Geburtstag hatte ich meine erste Chemo. Da hatten wir fünfundvierzig Leute in der Wohnung und versucht, ein bißchen zu feiern. Genau erinnern kann ich mich nicht, denn ich war sehr müde. Aber es war trotzdem schön.

Ich hatte bis jetzt sechs Zyklen Chemotherapie, etwa eine pro Monat. Wirklich schlecht gefühlt habe ich mich dabei nur einmal. Ansonsten habe ich weitergearbeitet und versucht, einfach alltägliche Dinge zu tun.

Meine Identität ist nicht die einer Krebskranken. Ich akzeptiere, daß ich die Krankheit habe, aber ich will nicht, daß sie mein Leben regiert. Ich will ja nicht immer sagen: »Hallo, ich bin Kay, ich habe Krebs!« Meine Stärke ist, durch etwas hindurchzugehen, ohne mir ständig Sorgen zu machen. Schwierige Dinge tu ich einfach und bleibe dabei ich selbst. Ich denke, so begegne ich auch dieser Krankheit.

Nach der Operation brachte mir mein Mann das Buch von Lance Armstrong mit. Wir sind beide Rad-Fans. Ich habe angefangen zu lesen und mußte es dann weglegen. Es war zu intensiv. Sein Weg, wie er die Krankheit attackiert hat, war für ihn ein guter Weg. Aber ich kann das nicht. Ich muß ihr auf meine Weise begegnen. Jetzt, da ich die Therapie hinter mir habe, verschlinge ich das Buch geradezu. Es ist eine Quelle der Kraft für mich. Lance ist ein Superathlet, aber die Krankheit bringt uns alle auf dieselbe Ebene. Ich kann alles so gut nachvollziehen, was er schreibt.

Ich will nicht bei jedem Wehwehchen denken: »Oh, nein, jetzt ist der Krebs wieder da.« Ich konzentriere mich lieber auf das Positive in meinem Leben. Das kann ich meistens sehr gut. Mein Glas ist immer halbvoll und niemals halbleer. Das hilft mir, zu kämpfen. Ich will wieder radfahren und campen und wandern und Champagner trinken. Ich kämpfe, indem ich erst recht ganz normale Dinge tue, und wenn es nur bügeln oder Musik hören oder tanzen ist. Auf das Normale und Positive schauen. Ich lasse nicht ab von der Idee, daß alles gut wird. Manchmal ist das hart. Vor allem an den Feiertagen denke ich: »Hoffentlich werde ich das nächste Jahr auch noch hier sein.« Dann muß ich mich treten und sagen: »Ich werde da sein!« Aber es ist nicht immer leicht.

Wenn ich mal emotional abtauche, bringe ich Perlen hoch. Nach einem Tief fühle mich immer viel stärker. Anderen gegenüber bin ich viel toleranter und weicher als mir selbst gegenüber. Jetzt versuche ich, auch mir selbst gegenüber freundlicher zu sein.

Wegen der Medikamente habe ich zugenommen. Das hat mir anfangs Sorgen gemacht, bis ich mir sagte: »Ja, ich nehme zu. Aber das
hat einen Grund. Und später, wenn dieser Grund nicht mehr da ist,
kann ich mich wieder um mein Gewicht kümmern.« Alle behaupten,
während der Chemo verliere man Gewicht, und ich nehme zu. Ich
gehorche offensichtlich nicht den Regeln! Unsinn! Es gibt keine
Regeln in diesem dummen Spiel. Es gibt nur meine Regeln.

Ich denke häufig, ich könnte da noch etwas besser sein, man
kann immer besser sein. Auf der anderen Seite: wer bewertet einen?
Man kann sich nur selbst bewerten.

Und ich muß meinen eigenen Weg finden, meine eigenen Schritte
machen. Ich bin nicht jemand, der mit dem Schwert in der Hand
vorwärtsstürzt. Ich spaziere und sehe dabei viele schöne Dinge am
Weg. Viele sagen, du müßtest doch wütend sein. Aber ich habe nie
Wut gespürt. Ich bin keine aggressive Person. Es braucht viel, bis
ich in die Luft gehe. Ich glaube, ich war vor allem traurig, weil ich
einfach nicht aufhören wollte zu leben. Noch nicht jetzt. Ich bin
nicht der »Think-Pink-Typ«, aber ich fokussiere einfach gern auf
Schönes und Angenehmes. Auf Dinge, die mir Freude machen.
Diese Einstellung hilft, unterstützt meine Selbstheilungskräfte. Ich
spüre, daß es mir physisch viel besser geht, wenn ich mich psy-
chisch gut fühle.

Man könnte mich »Miss Nike« nennen: »Just do it« Das ist der
Slogan des Sportartikelherstellers. Und wohl auch das Geheimnis
meines Erfolgs. Wenn ich zuviel analysiere, bringt mich das in
Schwierigkeiten. Versuche ich statt dessen, einfach mitzugehen, ist
es leichter für mich. Und gleichzeitig ist es harte Arbeit. Ich muß
mich aktiv dazu bringen, oben zu bleiben.

Man will ja nicht ein totaler Idiot in Sachen eigener Krankheit
sein, aber auf der anderen Seite nützt mir das ständige Forschen
auch nichts. Ich möchte mich lieber auf die gute ärztliche Pflege
verlassen. Immerhin hat mich das bis hierhergebracht. So wie ich
mich kenne, ist es nicht unbedingt gut, wenn ich mich in Statistiken vertiefe und Selbsthilfegruppen besuche. Dann denke ich:

»Oh, wenn das alles passieren kann, wird es mir auch passieren.«
Ich lerne immer besser, darauf zu horchen, was ich für mich selbst
tun muß, und nicht, was andere sagen, was ich ihrer Meinung nach
tun sollte. Du fühlst dich nicht gut, wenn du nicht das tust, was gut
für dich ist.

Während der ganzen Zeit war mein Mann eine bedingungslose
Stütze für mich. Als ich die Behandlungen hinter mir hatte,
schenkte er mir ein Tagebuch, das er während der letzten schweren
Monate geschrieben hatte. Es dauerte zwei Monate, bis ich mich
emotional stark genug fühlte, es zu lesen. Sein einziger Wunsch ist,
daß nun ich die Aufgabe übernehme, die Seiten mit meinem
»neuen Leben« zu füllen.

Mit der Krankheit wurde meine Weiblichkeit plötzlich ganz wichtig für mich. Da verlierst du deine weiblichen Organe, deine Haare,
deine Augenbrauen, deine Wimpern – aber ich wollte trotzdem
feminin bleiben. Deshalb habe ich mir für die Zeit in der Klinik
Dinge gekauft, die mir ein gutes, weibliches Gefühl geben. Ich
nannte es mein »Chemo-Outfit«: ein neuer Pyjama, dazu ein
passendes Kopftuch und eine schöne Naturstein-Armkette. Alles
aufeinander abgestimmt. Oft erzähle ich den Verkäufern, daß ich
gerade eine Chemotherapie mache. Die Reaktionen sind sehr verschieden. Die einen nehmen das interessiert und gelassen auf, die
anderen schauen, als ob sie sagen wollten: »Stirb nicht jetzt! Nicht
hier! Nicht auf meinem Ladentisch!«

Ich habe auch meine Tiefs. Aber dann mag ich mich nicht. Und
so kämpfe ich, um wieder nach oben zu kommen. Darüber spreche
ich nicht – was mein Mann haßt. Oder ich gehe zu meinem Arzt,
der dann einen kleinen Check macht. Eigentlich ist das aber
unnötig, und neulich hat er gesagt: »Sie brauchen keinen Ultra-
schall, Sie brauchen ein Glas Champagner«, und dann hat er mich
auf ein Glas eingeladen. Er ist wie ein Coach für mich in diesen
Momenten. Es ist ein Glück, daß ich so einen Coach habe.

Just do it – tu's einfach! Ich selbst sein, mich nicht in das Nega-
tive hineinwühlen, so normal wie möglich leben – das kann ich.

Das sind meine Waffen. Ich will nicht jeden Morgen mit dem Gedanken aufwachen: »Oh, ich habe Krebs.« Oder abends ins Bett gehen und mir sagen: »Oh, ich habe Krebs!« Ich will morgens aufwachen und sagen: »Ich überlebe Krebs und werde heute das und das unternehmen.«

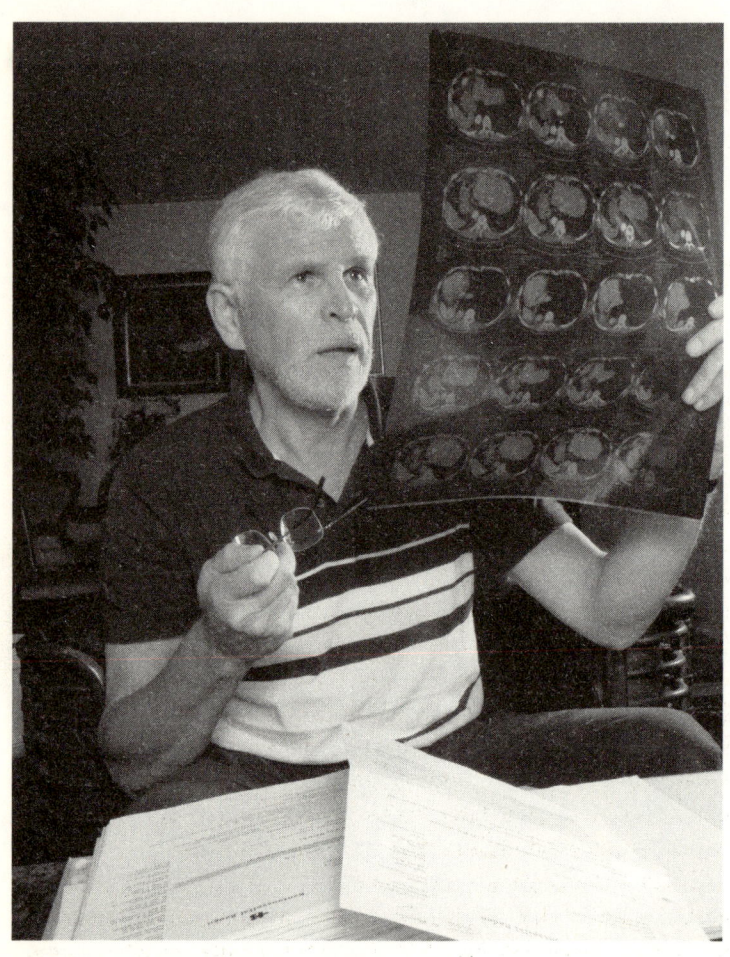

Karl Steininger (66) macht einen durchtrainierten, gepflegten Eindruck. Sein Blick ist wach, sein Wesen zuvorkommend und einneh-
mend – wie man sich die Österreicher so vorstellt. Karl Steininger ist
Ingenieur, was sich auch in seiner präzisen, klaren Sprache äußert.
Er hat einen feinen Humor und flicht kleine Anekdoten in seine Krank-
heitsgeschichte ein.

»Mich informieren, analysieren, den Dingen auf den Grund gehen.«

Karl Steininger

Im Frühjahr 2002 habe ich mich so fit gefühlt wie schon lange nicht mehr. Und dann hieß es: Lungenkrebs. Ich dachte, ich bin im falschen Film. Seit zwanzig Jahren rauche ich nicht mehr. Weil meine beiden Eltern an Darmkrebs gestorben sind, lasse ich regelmäßig eine Darmspiegelung machen. Daß ich Lungenkrebs bekommen könnte, hätte ich nie gedacht.

Mit dem Befund »Krebs« wird man plötzlich zum Patienten und muß sich mit dieser Situation auseinandersetzen. Wie ein Schulanfänger. Den eigenen Weg muß man erst finden, und das ist gar nicht so einfach. Zu den Arztgesprächen habe ich immer meine Frau mitgenommen, denn früher oder später mußte sie sich ja doch damit auseinandersetzen. Ich habe alles sehr sachlich gesehen und mit Fassung getragen. Meiner Frau hab ich gesagt: »Du, wenn das dumm kommt, dann seid ihr an Weihnachten alleine.« Ich kannte die geringen statistischen Chancen. Dementsprechend habe ich mich auch verhalten. Wir haben alles geregelt, bevor ich ins Spital ging. Aber im Grunde habe ich die Statistiken nicht akzeptiert, die waren für mich kein unumstößlicher Schiedsspruch.

Nach der Operation war ich schwer lädiert, das ist ja auch ein großer Schnitt. Aber ich habe das sehr gut überstanden, weil ich durch die Bewegung, die ich früher immer hatte, in einer guten körperlichen Verfassung war. Abgehakt.

Am Entlassungstag bin ich in die Spital-Kapelle gegangen. Wenn ich daran denke, kommen mir wieder die Tränen. Dort habe ich eine Kerze angezündet und meinem Schutzengel gedankt. Plötzlich spürte ich eine nie gekannte Erschütterung, als ob ein Vulkan ausbricht. In diesem geschützten Raum konnte ich die vergangenen Wochen anschauen und loslassen. Bis dahin hatte ich keine starken Gemütsregungen, habe alles sachlich genommen. Der Professor hat zu mir gesagt: »Mit Ihnen kann man gut reden, man merkt, daß Sie Ingenieur sind.« Ich habe die Krankheit mehr von der mechanischen Seite betrachtet und alles andere zur Seite geschoben.

Nach der Entlassung kam die Frage auf: »Was tun? Was mach ich jetzt für mich?« Ich habe mir immer die Befunde geben und auch erklären lassen. Es gibt ja einen Haufen medizinischer Ausdrücke, die ein Laie nicht verstehen kann, die einen aber doch interessieren, man will wissen, was die bedeuten. Es gibt zwei Möglichkeiten: entweder das so hinnehmen und sich einfach ergeben oder zum Arzt gehen und nachfragen.

Ich habe alles dokumentiert und in einem Ordner abgelegt. Zeichnungen, die ich mir von meinen Ärzten machen ließ, sämtliche Kopien der Befunde, Röntgen, Korrespondenz, alles. Es ist wie ein Ritual, ich lege es ab in einen Ordner. Den kann ich zuklappen und ins Regal stellen. Die Krankheit mal vergessen. Wenn ich was Unbekanntes fand, wollte ich wissen, was das ist, denn das machte mir Angst. Ich ging der Sache so lange nach, bis ich Bescheid wußte und damit die Angst wieder losgeworden bin.

Ich mußte selbst die Verantwortung übernehmen, habe geschaut, was es für Behandlungsmöglichkeiten gibt. Da ist das Internet ja schon ein tolles Hilfsmittel. Nachsorge ist auch Vorsorge. Um mich zu informieren und um mit Leuten, die ähnliche Krankheitskarrieren haben, zu reden, bin ich Mitglied in zwei verschiedenen Selbsthilfegruppen. Ich will den Dingen auf den Grund gehen, mich informieren, analysieren, verstehen: Das ist mein Weg. Anders hätte ich es nicht geschafft. Meine Frau meinte einmal: »Was hast du denn jetzt schon wieder vor, du machst dich nur verrückt.« Aber das stimmt nicht, ich mache mich nicht verrückt, das Wissen beruhigt mich. Aber als ich neulich von einer Frau mit Hirnmetastasen hörte, hat es mich gejuckt. Da habe ich die Aufnahmen genommen, die wegen eines Hörsturzes gemacht worden sind, und bin nochmals zum Arzt: »Habt ihr sonst noch was festgestellt?« Da fragten sie: »Wovon reden Sie?« »Ja, von Hirnmetastasen.« »Nein, absolut nicht«, meinten sie. Da konnte ich mich zurücklehnen.

Man muß es ohnehin nehmen, wie es kommt. Ich gehe jedes Jahr wieder in die große Kontrolluntersuchung. Wenn mir der Arzt dann erzählt, daß gerade wieder jemand da war, den er vor ein paar Jahren operiert hat und der schaue aus wie das blühende Leben – das gibt Hoffnung! Wenn ich komme, dann reden wir. Ich fragte beispielsweise: »Ich habe gelesen, daß es eine Kategorisierung der Lungenkarzinome gibt, da war ich im Stadium 3 b, das ist aber doch eigentlich inoperabel. Warum haben Sie mich operiert?« Er antwortete: »Vergessen Sie die Kategorien! Krebs ist individuell.«

Glück ist, die richtigen Ärzte zu haben, die das Richtige tun. Ich würde mich nicht scheuen, einem Arzt zu sagen: »Wenn ich Ihnen auf die Nerven gehe, dann sagen Sie mir doch, zu welchem Ihrer Kollegen ich gehen soll.«

Kompetent kann man nur sukzessive werden, wenn man sich anstrengt. Ich kannte in der Selbsthilfegruppe jemanden, der war für mich ein Vorbild, wir nannten ihn »Doktor«, weil er sich so intensiv weitergebildet hat, daß er selbst schon geredet hat wie ein Arzt. Wir mußten ihm dann manchmal sagen: »So, jetzt sag das mal auf deutsch!« Der ist in Vorlesungen gegangen noch und noch. Er hat seine Lungenoperation zehn Jahre überlebt. Das hat mir Kraft gegeben.

Man sollte den Menschen helfen, sich um ihre Kompetenz kümmern zu können. Ihnen Mittel und Wege zeigen. Dort, wo die erste Diagnose gestellt wird, müßte der Arzt sagen: »Ich weiß, das ist jetzt ein Schlag für Sie, aber es gibt Hilfen.« Und ihm wenigstens eine Broschüre in die Hand drücken. Erste Hilfe.

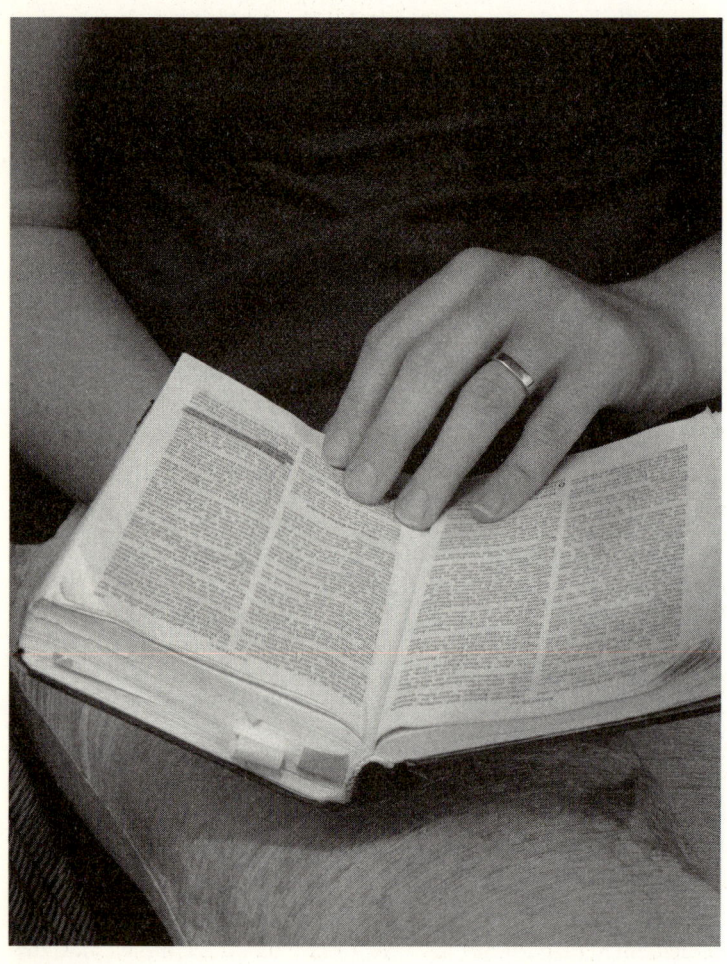

Geneviève M. (34) spricht eine klare, unmißverständliche Sprache, findet schnell die richtigen Worte für das, was sie sagen will. Sie ist verheiratet und hat einen vierjährigen Sohn. Geneviève M. ist tief verwurzelt im christlichen Glauben. Aber nichts an ihr frömmelt. Sie ist geradeheraus, selbstkritisch, eine natürliche junge Frau, an der vor allem das Vertrauen auffällt: sowohl in Gott als auch in sich selbst.

»Ich spüre, daß Gott mich trägt.«

Geneviève M.

Im Sommer 2002 stillte ich meinen damals einjährigen Sohn Elias ab. Da ertastete ich beim Duschen einen Knoten in der linken Brust. Erst dachte ich an einen Milchstau. Als ich von meiner Ärztin die Diagnose hörte: Brustkrebs, begann ich zu weinen. Mein erster Gedanke war: Was passiert mit meinem Kind, mit meinem Mann? Sie beruhigte mich und erklärte mir, daß es viele Behandlungsmöglichkeiten und Perspektiven gibt. Später im Aufzug sagte ich: »Jesus, das stinkt mir jetzt ganz gewaltig! Du hast es zugelassen. Jetzt mußt du mir helfen!«

Innerhalb von zwei Tagen wurde ich operiert. Heute wäre ich gelassener, aber damals wollte ich das Ding nur raus haben. Ich habe mich nie krank gefühlt. Klar taten mir der Arm und die Narbe weh. Ich hatte einen sehr aggressiven Tumor, Lymphknoten waren befallen, Metastasen hatte ich aber zum Glück keine.

Ich bekam die Krankensalbung, wie sie in vielen Freikirchen praktiziert wird und im Jakobusbrief beschrieben ist: Nach der Operation kamen die Ältesten unserer Gemeinde zu uns nach Hause. Ich habe alles, was zwischen mir und Gott steht, vor ihn gebracht, ausgesprochen vor Zeugen, vor meinem Mann und den drei Ältesten.

Mein Mann will nichts vom Glauben wissen. Aber er meinte, die Salbung sei kein Problem für ihn und er wollte dabei sein. Ich kniete auf einem Kissen, sie legten mir die Hände auf Schultern und Kopf und beteten für meine Heilung, daß die Krankheit besiegt wird, und um Kraft für meinen Mann. Wir beteten aber auch: »Vater, es geschehe nach deinem Willen.« Schließlich wurde meine Stirn mit Öl gesalbt. Von da an hatte ich das Gefühl, daß alles gut wird. Auch die Chemo, die nun anstand. Ich fühlte einen inneren

Frieden und ich wußte, mehr kann ich selbst nicht tun. Nun ist es an ihm.

Was mir in der schwierigen Zeit der Chemotherapie unglaublich half, war die Geschichte mit dem Regenbogen. Ich las viel in der Bibel und habe mit Gott gerungen. Ich sagte: »Was soll das? Es muß doch einen Grund geben? Bin ich böse? Nein! Ich bin nicht böse!« Zu denken, daß die Krankheit eine Strafe Gottes ist, ist Unsinn. Aber ich denke, sie muß einen Grund haben. Vielleicht für andere Leute? Meine Schwester sagte mal ganz cool: »Statistisch gesehen, trifft es jeden zweiten oder dritten. Vielleicht bis du das bei uns in der Familie, weil du am besten damit umgehen kannst.« Immer wieder stolperte ich über die Geschichte von Noah und der Sintflut. Das böse Volk, das er vernichtet, Noahs Familie und die Tiere, die er rettet. Der Regenbogen, den er den Menschen schenkt. Er ist das Symbol dafür, daß Gott sagt: »Ich stehe zu dir. Ich schließe einen Bund mit dir. Der Regenbogen ist das Zeichen meiner Liebe zu dir.«

Bei der ersten Chemo war graues, nasses Wetter. Plötzlich brach die Sonne durch und ich habe einen Regenbogen gesehen. Nach der zweiten Chemo war ich bei meinen Eltern und ging zwei Stunden spazieren, bevor die Wirkung einsetzte und ich mich hinlegte. Auf diesem Spaziergang sah ich erneut einen Regenbogen. Nach der dritten Chemo ging ich wieder zu meinen Eltern und spazierte später nach Hause. Und da strahlte bereits ein riesiger Regenbogen am Himmel! Das kann doch kein Zufall sein. Denn so häufig sind Regenbogen auch wieder nicht. Mir wurde klar: Gott spricht zu mir! Das war so schön. Ich war so berührt! Gott sagte mir damit: »Schau, ich bin bei dir, das ist meine Liebe, ich trage dich durch alles hindurch, was auch immer geschehen wird.« Für mich war das eine Bestätigung, die ich mit eigenen Augen sehen konnte. Wenn die Ärzte mir sagen, daß ich geheilt bin, dann will ich das ja glauben, und ich weiß es ja eigentlich auch. Aber der Regenbogen, das ist der Zuspruch, auf den ich mich verlassen kann. Es ist etwas Sinnliches, das ich innerlich immer wieder anschauen kann. Es ist der Bund, den Gott mit mir persönlich geschlossen hat.

Viele Leute, die mich näher kennen, sagen, daß ich weicher geworden bin. Ich bin heute noch nicht der Typ, der einfach losflennt, und das streßt mich oft, denn es täte manchmal gut. Aber ich habe jetzt mehr Gespür für andere, bin sensibler geworden, kann auch mal den Mund halten, ein bißchen beobachten und andere nicht überfordern. Ich manipuliere nicht mehr und dränge anderen nicht mehr meinen Willen auf. Auch mein Mann hat sich verändert seit dem Krebs. Er ist offener geworden. Er ist immer noch introvertiert, aber herzlicher als früher.

Für mich gilt, daß Krankheit auch immer eine Chance bedeutet. In mir hat sie die Frage ausgelöst: Was will ich? Ich merkte, daß ich in gewissen Punkten eine falsche Nächstenliebe, eine falsche Demut an den Tag gelegt habe. Daß ich Dinge ausgehalten habe, die ich nicht aushalten muß, bei denen ich die Freiheit habe zu sagen: »Nein, das will ich nicht.« Ganz konkret durfte ich das mit einer näheren Verwandten erfahren. Sie wohnt in unmittelbarer Nähe, und das ist sehr schwierig. Mein Mann wollte die Probleme, die sich daraus ergaben, nie sehen. Aber letztes Jahr dämmerte es ihm plötzlich, weil ich ganz klar formuliert habe: Ich will nicht mehr neben dieser Frau wohnen, sie macht mir das Leben sauer. Das hätte ich vorher nicht formulieren können. Seit ich es so klar sagen kann, begreift mein Mann, was abläuft. Auch ihr gegenüber konnte ich sagen: »Stopp, bis hierhin und nicht weiter!« Damit ist für uns auch die Entscheidung für eine räumliche Trennung gefallen. Das bedeutet für mich Freiheit und Erleichterung. Sie hat mir viel Schmerz zugefügt. Aber ich versuche ihr zu vergeben und sie zu segnen. Ich kann für sie beten.

Jeder hält sich an irgendwas fest, wenn er in einer Krise ist. Ich halte mich an Gott fest. Ich spüre, daß Gott mich trägt. Ich kann beten: »Gott schenk mir doch bitte, daß ich weniger Wallungen habe!« Daß meine Schleimhäute nach bald drei Jahren Hormontablettenschlucken noch so intakt sind, ist für mich ein Wunder! In der Sexualität erlebe ich daher keinerlei Einschränkungen. Ich habe auch keine Mundtrockenheit mehr. Nichts. Das ist einfach ein Geschenk. Ich kenne so viele Frauen mit Brustkrebs, die hier noch ein Mittelchen nehmen und dort noch ein Therapie machen. Mir kommt es so vor, als ob der Krebs immer wie ein Schwert über ihnen baumelt. Ich kann den Krebs an Gott abgeben und vergessen. Es ist vorbei. Sicher ist noch etwas Angst da. Aber ich will ihr keinen Raum lassen.

Neulich haben wir an einer Hochzeit eine Ecke gestaltet, in der sich die Leute verkleiden konnten. Dort wollte ich meine Perücke hingeben. Mein Mann und meine Freundin fanden das total daneben. Für sie ist das ein Symbol meiner Krankheit. Für mich ist es einfach nur eine Perücke, die ich nicht mehr brauche. Da merkte ich, daß ich vorsichtiger mit solchen Dingen umgehen muß. Wegen der anderen.

Jesus sagte: »Ich bin der Weg, die Wahrheit und das Leben.« An dieses Versprechen halte ich mich. Er ist auch mein Weg durch die Krankheit. Ich muß natürlich die Bereitschaft haben, seine Hilfe, diejenige von anderen und die Auseinandersetzung mit mir selbst zuzulassen. Ich muß sagen können: »Okay, Gott, ich bin in deinen Händen. Forme du mich, wie du mich als Töpfer formen möchtest. Ich falle immer wieder um und mache Fehler, aber du reichst mir immer wieder die Hand und hilfst mir auf.« Und ich muß auch von ihm fordern können: »Du mußt mir jetzt helfen!«

Die Kontroll-Mammographien – das sind meine Angstmomente. Es ist aber nur eine situative Angst, die mir nicht die Lebensqualität raubt. Die Angst nimmt auch immer mehr ab, am besten kann ich sie bekämpfen, wenn ich bete. So wie damals in diesem Lift, als ich sagte: »Jesus, du mußt mich jetzt hier durchtragen.« In diesem Moment hatte ich das Gefühl, daß Jesus das Zentrum ist und daß er eine Leine ausgeworfen hat, an der ich mich festhalten kann. Diese Verbundenheit erlebe ich ganz stark. Die Angst ist mir fast ein bißchen lieb, weil sie mich immer wieder daran erinnert, was ich erlebt habe. Ich möchte es ja nicht verdrän-

gen, sondern auch immer wieder die Dankbarkeit für meine Heilung spüren.

Manchmal muß ich staunen, wie gut ich alles gepackt habe.
Und das ist für mich wirklich ein Wunder. Gott hat mir die Kraft
dafür geschenkt.

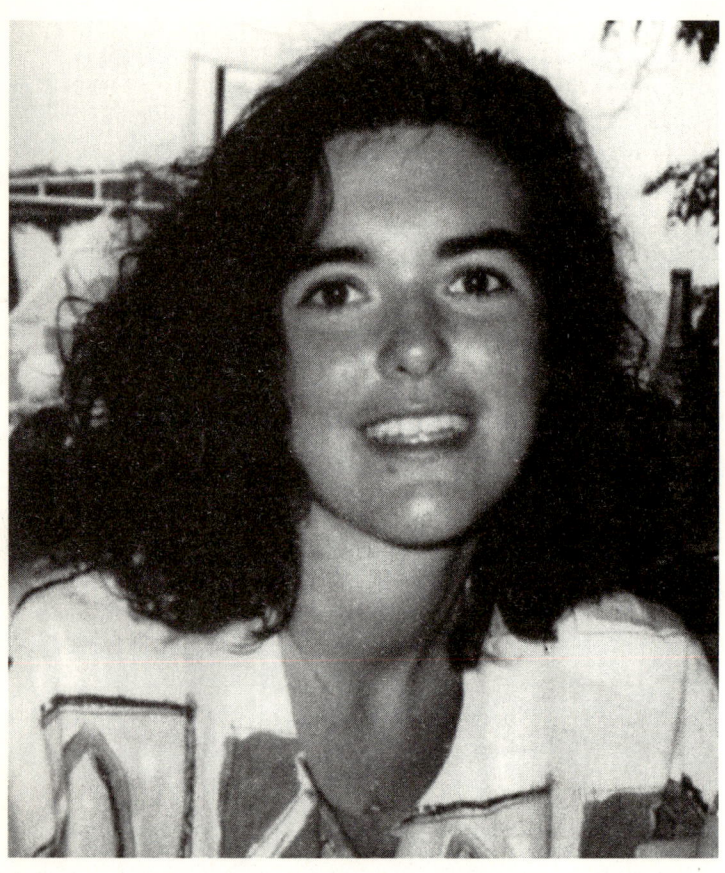

Kirstin Diehl wird am 2. August 1971 in Saarbrücken geboren. Sie wächst zu einer lebensfrohen, sportlichen jungen Frau heran. Sie reitet, rudert, schwimmt, und sie tanzt sich sogar mit Lambada ins Finale der Deutschen Meisterschaft. 1990 steht Kirstin kurz vor dem Abitur und träumt davon, Medizin zu studieren, als anhaltende Magenschmerzen sie zum Arzt führen. Dann der Schock: Kirstin hat Magenkrebs. Mit achtzehn! Mehr noch: Die Krankheit ist bereits weit fortgeschritten, der gesamte Bauchraum und die Leber sind von Metastasen durchsetzt. Krebs im Endstadium. Für die Medizin ein hoffnungsloser Fall.

Kirstins Weg

Aber Kirstins Weg hat gerade erst begonnen. Die Ärzte versuchen alles, um ihr junges Leben zu retten. In einer mutigen Operation entfernen sie Magen, Milz und die Metastasen im Bauchraum. Gemeinsam mit ihren Eltern kämpft Kirstin für eine Lebertransplantation. Mit Erfolg – und ihr Körper akzeptiert das fremde Organ. Sie wagt sich ins Abitur, absolviert die Prüfungen mit einer Magensonde, anders kann ihr Körper keine Nahrung aufnehmen. Sie besteht, geht auf Reisen und plant ein Germanistikstudium in Trier.

1994 dann der bittere Rückschlag: In der Lunge haben sich Metastasen gebildet. Aber Kirstin verliert nicht den Mut. Sie sucht eine Klinik, die sie dabei unterstützt, selbst aktiv zu sein und nicht darauf zu warten, was die Ärzte gegen ihre Krankheit zu tun gedenken. In der Klinik für Tumorbiologie in Freiburg findet sie ihre vorläufige Heimat. Ärzte und Therapeuten in dieser Klinik vertrauen, wie Kirstin, auf beides: auf die Möglichkeiten der modernen Medizin ebenso wie auf die Kraft des Patienten.

Doch zunächst ist es aber nicht Kraft, sondern körperliche Schwäche, die auffällt, als Kirstin die Freiburger Klinik betritt. Krankheit, erschwerte Nahrungsaufnahme, Medikamente haben sie gezeichnet. Medizinisch gesehen besteht kein Anlaß mehr zur Hoffnung. Kaum einer glaubt, daß Kirstin das noch lange durchhält.

Sie irren sich. Kirstin macht es sich zur Lebensaufgabe, anderen Mut zu machen. Resignieren, aufgeben – das ist nicht ihr Ding. Im Gegenteil: Sie will die Krebsforschung an der Klinik unterstützen. Unermüdlich bastelt und stickt sie – Bänder, Schleifen, Weihnachtskarten, die sie ebenso wie die von ihr geliebten vergoldeten »Lebensblätter« verkauft. Um Spenden zu sammeln, setzt sie alle

Verwandten, Bekannten und Freunde ein. Innerhalb kurzer Zeit kann sie 30 000 DM an das Forschungszentrum der Klinik für Tumorbiologie überweisen. Innerhalb von zwei Jahren kommt mehr als 1 Million DM zusammen.

Natürlich leidet Kirstin auch. Sie kennt Zweifel und Hoffnungslosigkeit, hat Angst und Schmerzen. Sie muß mit schweren Blutungen umgehen. Aber ihr Wille zu helfen ist ungebrochen. In ihr Tagebuch notiert sie: »Ich will nicht permanent in den Kissen sitzen, ich kann genauso gut etwas tun und meine Zeit sinnvoll nutzen – ich plane das Leben und nicht den Tod.« Sie weiß, was ihr wichtig ist, und sie will ihre Zeit nutzen. Niemand darf sie dabei stören, auch nicht der Chefarzt. Als dieser einmal das Schild an ihrer Tür, »Bitte nicht stören!«, mißachtet, wirft sie ihn hochkant wieder raus.

Die Kreise um Kirstins Krankenbett werden immer größer. Die Medien greifen ihre Geschichte auf. Vom Fernsehen wird sie zur Frau des Jahres gewählt, sie erhält das Bundesverdienstkreuz, und sie beantwortet körbeweise Post. Viele Krebskranke – die meisten bei weitem nicht so krank wie sie – suchen ihre Nähe. Denn von Kirstin geht eine ganz besondere Kraft aus, ein Lebenswille, der ansteckend ist.

Vor dem Tod hat sie keine Angst. Jede Minute lebt sie – intensiv, aus voller Seele. Trotzdem wird sie körperlich immer weniger. Schließlich ist sie zu schwach, um noch am Leben zu bleiben. Aber bis zuletzt stark genug, um im Leben zu bleiben. Sie gründet noch den Verein zur Förderung der Krebsforschung e. V., heute bekannt als »Kirstins Weg«.

Zwei Wochen vor ihrem Tod diktiert Kirstin Diehl ihrem Seelsorger die folgenden Worte mit der Bitte, sie an ihrem Grabe zu sprechen:

»Danke möchte ich sagen, Euch allen, die Ihr mir Eure Freundschaft geschenkt habt. Danke für alle Hilfe, alle Kraft, die von Euch kam. Danke für das Vertrauen, das ihr mir entgegenbrachtet, danke vor allem auch für die viele Mühe, die ihr aufgewandt habt, mich körperlich und seelisch immer wieder zu stärken.

Danke dafür, daß ihr mein Leben besonders in den letzten Jahren so lebenswert und reich gemacht habt. Ich nenne keine Namen. Ihr wart so viele. An Einige denke ich schon besonders, aber niemand soll sich zurückgesetzt oder vergessen fühlen. Nur Euch, Mama und Papa, sage ich noch einmal danke für Eure aufopferungsvolle Liebe, danke für die wunderschönen Jahre, die Ihr mir geschenkt habt. Um Verzeihung bitte ich Euch alle, wenn ich Euch enttäuscht oder traurig gemacht habe, weil ich manchmal so eigensinnig und abweisend war. Ich wollte niemandem weh tun.

Bitten möchte ich Euch, nicht zu vergessen, was wir gemeinsam gelernt und erfahren haben: Wir leben nur wirklich, wenn wir uns einsetzen für andere Menschen. Bitte macht weiter, wo ich aufhören mußte! Aber ich weiß, daß ihr den Weg weitergeht, den wir gemeinsam eingeschlagen haben. Auch dafür einfach: Danke! Ich war so gerne bei Euch und wäre so gerne geblieben. Aber Gott weiß, warum er mich nun von Euch wegruft. Mich beunruhigt bis zuletzt der Gedanke, daß nun gerade die Menschen, die mir am nächsten standen, so traurig sein werden, aber ich gehe ohne Angst; denn mein Leben war erfüllt und ich weiß, daß Gott mich auch jetzt nicht verläßt – und Euch alle auch nicht! Geht weiter und achtet aufeinander. Schaut Euch um, so viele sind da, die auf Hilfe warten und die zur Hilfe für Euch bereit sind.

Ich sage bewußt ›Auf Wiedersehen!‹. Nichts ist verloren oder sinnlos geworden. Zuletzt noch einmal: Danke für alles!«
Kirstin stirbt am Aschermittwoch, dem 12. Februar 1997. Ihre Eltern, Gerda und Gerd Diehl, setzen Kirstins Weg fort. Der Verein ist gewachsen. Heute hat er weltweit über siebentausend Förderer. Sie unterstützen eine Medizin, die sich um beides kümmert: um die Krankheit im Menschen und um den Menschen in seinem Kranksein. Im Januar 1998 erscheint die erste Nummer der Zeitschrift des Vereins, der »Wegweiser«. Im Juni 2005 erreicht sie eine Auflage von zehntausend Exemplaren. Und heißt jetzt »Wegweiser für den kompetenten Patienten«.

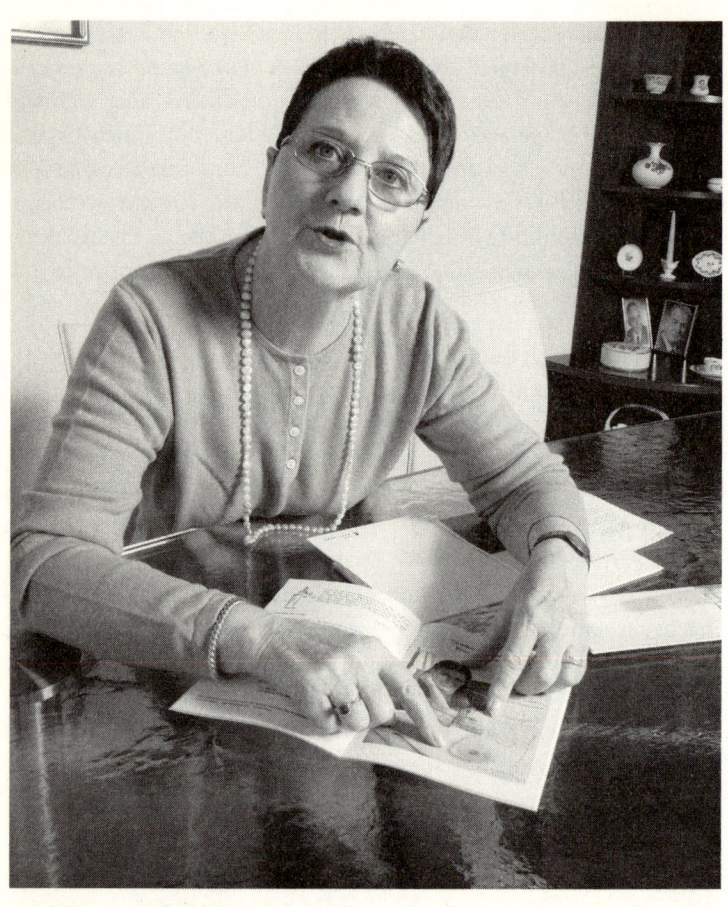

Hanny Dängeli (64) empfängt mich mit Erdbeertörtchen und in einer Atmosphäre liebenswürdiger Gastfreundschaft. Sie ist eine zugewandte Gesprächspartnerin, eine Frau, der man sofort den Hausschlüssel und die eigenen Kinder anvertrauen würde. Sie ist Hausfrau, hat zwei erwachsene Kinder und zwei Enkelkinder und leitet eine Selbsthilfegruppe. So charmant Hanny Dängeli als Gastgeberin ist, so professionell und überzeugend ist ihr Auftreten, wenn es um ihre Verantwortung als Selbsthilfegruppenleiterin geht.

»In der Zeit der Krankheit habe ich geerntet, was ich in all den Jahren davor gesät habe.«

Hanny Dängeli

Das Wort »Krebs« war alles, was ich 1994 bei der Diagnose gehört habe. Ich dachte: »Jetzt muß ich sterben. Krebs bedeutet Tod.« Mein Mann und ich waren wie gelähmt. Ich war dreiundfünfzig Jahre alt.

Die Mammographie war eindeutig: wir haben den Krebs wie ein Spinnennetz gesehen. Es begann eine quälende Warterei. Bis ich zur Biopsie gehen konnte, verging eine Woche. Erst nach einer weiteren Woche erhielt ich die Ergebnisse, und es dauerte nochmals fast eine Woche, bis ich endlich ins Krankenhaus kam. Diese Untersuchungen waren nicht optimal gelaufen, ich fühlte mich oft nicht ernst genommen. Aber immer dann, wenn mein Mann dabei war, lief alles wie am Schnürchen. Deshalb haben wir entschieden: In der Klinik läuft nichts ohne sein Beisein. Für mich war das eine große Unterstützung, denn nun trugen wir die Verantwortung gemeinsam.

Vor meiner Operation kam morgens um sieben mein Sohn ins Zimmer. Das war so eine Freude für mich. Da habe ich gemerkt, daß ich vieles richtig gemacht habe in meinem Leben, sonst würde ja ein junger Mann von vierundzwanzig Jahren nicht einfach von sich aus morgens um sieben vor der Operation noch die Mutter besuchen. Freiwillig. Das hat mich sehr bewegt. Und um vier Uhr nachmittags, als ich aus der Narkose erwachte, saßen sie alle um mein Bett. Die ganze Familie!

Nach der Operation hatte ich plötzlich die Kraft zu kämpfen. Ich habe mir gesagt: »So, jetzt ist der Krebs weg, jetzt mußt du gesund werden.« Bei jedem Verbandswechsel war mein Mann dabei. Sie haben ihn immer vorher informiert. Das war enorm hilfreich.

Für mich als Frau war das gewaltig, daß diese Brust jetzt einfach weg war. Die Schwestern haben mich gefragt, ob ich schon bereit sei, die Narbe anzuschauen. Auch da habe ich meinen Mann gebeten, zuerst hinzuschauen. Er sagte zu mir: »Schau ungeniert hin, es sieht nicht unästhetisch aus, du brauchst keine Angst zu haben.« So hatte ich nicht das Gefühl, mich verstecken zu müssen. Ich konnte die Narbe anschauen, und es war in Ordnung für mich.

Eigentlich hatten wir für diese Zeit einen Urlaub in Indien geplant. Just an dem Samstag, an dem ich entlassen worden bin, wären wir geflogen. Mein Mann hat sich trotzdem frei genommen. Die Chemo wollte ich zuerst nicht während seiner Ferien machen, aber er meinte, so sei er da, wenn es mir nicht gutgehe und könne für mich sorgen. »Wenn ich wieder arbeite und du mußt in die Chemo, habe ich keine ruhige Minute.« So ging es mir recht gut. Ich war aber sehr, sehr müde. Die Müdigkeit saß im Kopf. Sie zog mir die Augen zu. Wann immer ich konnte, habe ich geschlafen. Danach war ich wieder frisch.

Mein Mann meinte neulich: »Wir haben es doch immer schön gehabt, oder?« Das stimmt. Mit einer Einschränkung: der Brustkrebs hätte nicht sein müssen. Da sagte er: »Weißt du, man weiß nicht, wozu das alles gut war.«

Eine Partnerschaft muß wachsen. Die entsteht nicht einfach so von allein. Wir beide haben viel in unsere Beziehung investiert. Ich habe großen Respekt vor meinem Mann. Und er ist mir immer mit Achtung und Fürsorge begegnet. Während der Krankheit war er meine größte Kraftquelle. Ohne ihn wäre ich in ein tiefes Loch gefallen.

Für eine Frau ist es doppelt wichtig, daß der Mann auch dann für sie da ist. Ich wußte immer, daß ich mich felsenfest auf ihn verlassen kann. Wirklich zu spüren, daß die Liebe meines Mannes echt ist, war für mich enorm wichtig.

Ich mußte auch nie allein in die Chemo. Da war immer jemand, der fragte, wann ich wieder hinmuß, und mir anbot, mich zu begleiten. Mir gab das ein sehr gutes Gefühl und ich merkte, daß ich viel auf die Beine gestellt habe, viel in Menschen und Beziehungen investiert habe. Ich nehme Menschen ernst. Freundlich zu sein ist mir wichtig – und gut zuzuhören. Ich versuche jedem das Gefühl zu geben, daß das, was er mir erzählt, wichtig ist.

Fragen ist wichtig, nicht immer nur von sich erzählen. Das sind ja Kleinigkeiten, aber ich habe damit zu meinem Erstaunen ein Netz aufgebaut, das mich durch die schwierigen Zeiten getragen hat. Die Frauen aus dem Quartier zum Beispiel haben mir bei der Wäsche und im Haushalt geholfen. Das ist nicht selbstverständlich. Meine Tochter hat mich viel besucht, täglich mit mir telefoniert, und wenn's nur für ein paar Minuten war. Vor der letzten Chemo schenkten mir mein Sohn und meine Tochter einen Riesenstrauß Sonnenblumen. Damit wollten sie Wärme, Zuneigung und Zuversicht ausdrücken. Auch meine Mutter und meine Schwiegermutter, damals beide um die achtzig, waren für mich da und haben viel für mich gebetet. Das hat mir viel Mut und Kraft gegeben.

Natürlich bin ich auch selbst aktiv geworden. Jeder Patient muß selbst etwas für sich tun. Ganz egal, was. Ich hatte den ganzen Mund voller Aphten nach der Chemo, einen schlechten Zahn, und ich fragte im Krankenhaus, was ich für mein Immunsystem tun könne. »Nichts. Das kommt dann schon wieder«, war die Antwort. Eine sehr nette Apothekerin erklärte mir, daß ihre Tante, die auch Brustkrebs hatte, seit zwanzig Jahren ein Präparat einnehme und immer noch lebe. Sie gab mir Enzyme, die ich immer noch nehme. Ich habe das Gefühl, das tut mir gut. Mir nützt das. Das Geld kann man auch dümmer ausgeben.

Zu Beginn der Krankheit hat in dem Schock und der Unwissenheit nicht mal mein Mann daran gedacht, daß man eine Zweitmeinung oder bei der Krebsliga Informationen einholen könnte. Damit es anderen Frauen hier in der Gegend nicht genauso geht, habe ich eine Selbsthilfegruppe des Schweizer Vereins »Leben wie Zuvor« übernommen, die ich nun seit fünf Jahren betreue. Auch hier ist ein tragendes Beziehungsnetz entstanden, mit dem Ziel, auch frisch Erkrankte aufzufangen. In der Zeit der Krankheit habe ich geerntet, was ich all die Jahre davor gesät habe.

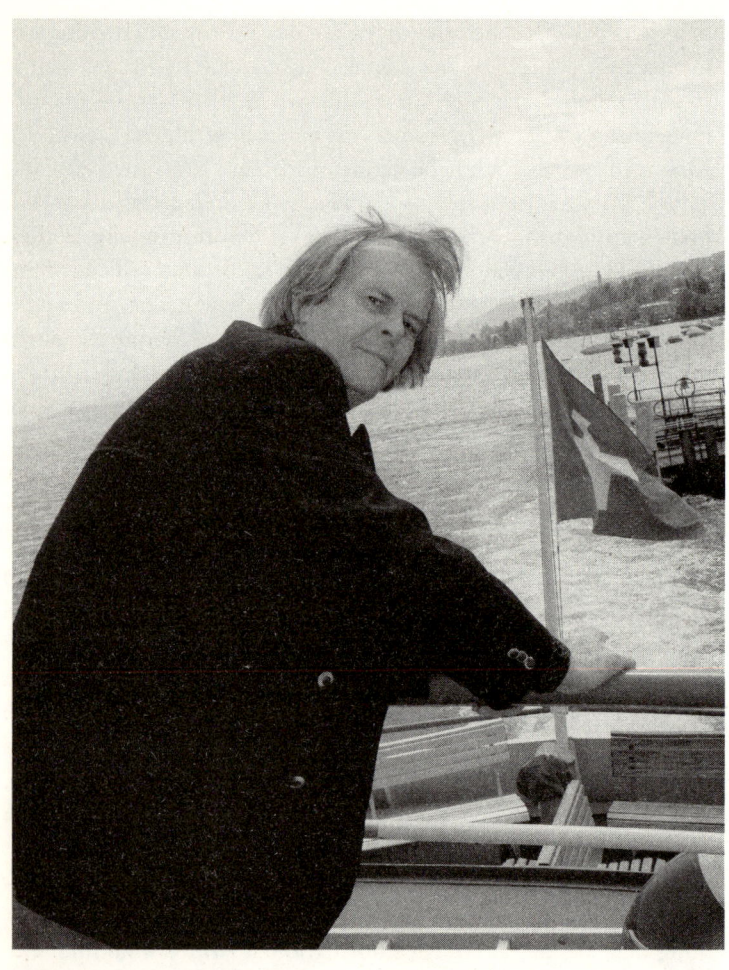

Reinhard Judith (70) umweht ein Pionier- und Freigeist. Ursprünglich Kaufmann, hat der Ästhet und Gourmet bald seine Lebenseinstellung zum Beruf gemacht und begonnen, Restaurants umzubauen und zu gestalten. Sein äußerst kritischer Blick auf die Schulmedizin bewog ihn, seinem Prostatakarzinom mit komplementärmedizinischen Methoden zu Leibe zu rücken.

»Wer heilt, hat recht!«

Reinhard Judith

Ich habe mein Prostatakarzinom nicht operieren lassen. Die haben im Spital zwar gesagt: sofort operieren! Aber ich habe gefragt: »Wieso? Pressiert es denn so?« Sie sagten, wenn ich mich nicht operieren lasse, geben sie mir noch ein halbes Jahr. Das ist jetzt genau vier Jahre her. Viele haben mir gratuliert und mich gefragt, wo ich den Mut hernehme, mich nicht unters Messer zu legen. Ich gebe zu: Ich hatte vor allem Angst. Ich habe mir viel Zeit genommen, mit Betroffenen und Operierten zu reden. Ich hatte Angst vor der Inkontinenz und der Impotenz. Meine Hausärztin sagte, ich müsse aber schon etwas tun.

Meine Freundin hatte durch ihren Bruder Kontakte nach Amerika. So konnte ich mit einer Spezialistin aus den Staaten telefonieren. Die hat mir geraten, eine Spezialuntersuchung, eine Magnetresonanztomographie, machen zu lassen, mit der man genau erkennen kann, wie groß der Tumor ist. Außerdem wurde eine Biopsie gemacht, um das Gewebe zu analysieren. Als ich mit diesem Arzt über das Für und Wider der Operation sprechen wollte, sagte er nur: »Sie werden in einem halben Jahr auf Knien daherkommen und betteln, daß man Sie operiert.« Meine Frage nach einer bestimmten Art von Bestrahlungen (Brachytherapie) kommentierte er mit den Worten: »Da können Sie sich genauso gut einen farbigen Stein um den Hals binden!« Damals war das eine Methode aus der »Alternativ«-Medizin. Heute ist sie eher anerkannt.

Ich war bei verschiedenen Spezialisten in diversen Städten. In St. Gallen fand ich dann endlich einen Arzt, der mich verstand. Ich wollte eine bestimmte chinesische Kräutermedizin – damit war er einverstanden. Wenn ich erzähle, daß ich damit den PSA-Wert innerhalb von vier Wochen von 47 auf 2 runtergebracht habe, lacht man mich aus (PSA ist die Abkürzung für »Prostataspezifisches Antigen«; es wird im Blut gemessen und gibt Hinweise auf das Wachstum eines Prostatakarzinoms). Da mein Arzt in den Ferien war, hab ich den PSA-Wert in Zürich bestimmen lassen und später nochmals in St. Gallen. Der ist also zweifach bestätigt.

Der Tumor ist inzwischen ein bißchen geschrumpft. Also nützen meine Naturmittel doch etwas – ich habe ja keine anderen Medikamente genommen. Meine Kräutermedizin wurde aber verboten, weil sie angeblich Pflanzenschutzmittel enthielt. Ich habe dann eine Hormontherapie gemacht. Das ist alles dreieinhalb Jahre her.

Seither habe ich noch einiges mehr ausprobiert: klinische Hypnose, tibetische Medizin, Homöopathie, Kurkuma-Pulver, Vitamine, Knoblauch, Zwiebeln und ein paar indische Sachen. Mein Arzt hat das alles mitgemacht. Er hat einen erweiterten medizinischen Horizont. Deshalb bin ich bei ihm geblieben. Er ist Schulmediziner, aber er unterstützt mich auf meinem Weg. Und der ist ganz einfach: Wer heilt, hat recht! Ich bin gar nicht gegen die Schulmedizin. Aber ich verstehe nicht, warum sich Schul- und Komplementärmedizin gegenseitig so bekämpfen. Es braucht doch beides! Wir bräuchten Kliniken, in denen alles unter einem Dach ist. Hier würde jeder die richtige Behandlung finden.

Dank der homöopathischen und der tibetischen Medizin bin ich völlig schmerzfrei. Dafür bin ich dankbar, denn eine Hormontherapie macht oft Schmerzen in der Brust – bei mir kann man auf die Brust hauen, ohne daß es weh tut!

Die meisten Informationen über komplementärmedizinische Therapien habe ich aus Büchern oder aus dem Internet. Ausgebildete Komplementärmediziner in anerkannten Kliniken zu haben wäre sehr hilfreich für Patienten. Ich muß mir so viel selbst erarbeiten. Auch dieses chinesische Zeug, das ist alles sehr kompliziert. Man muß das können. Und es wäre doch viel sinnvoller, wenn mich dabei jemand anleitet, der das gelernt hat. Denn gewisse Dinge soll man nicht eigenmächtig anwenden, das ist zu gefährlich.

Meine Schwester meinte mal, daß sie nicht an Homöopathie glaube. Da sagte ich: »Rosmarie, ich auch nicht! An Homöopathie mußt du nicht glauben. Wenn du einem Pferd Schmerzmittel gibst, dann glaubt es auch nicht daran. Aber es hilft ihm trotzdem.«

Man darf sich von niemandem Angst machen lassen bei dieser Krankheit, denn Angst ist das Schlimmste dabei. Ich glaube, daß der Krebs in der Angst wächst.

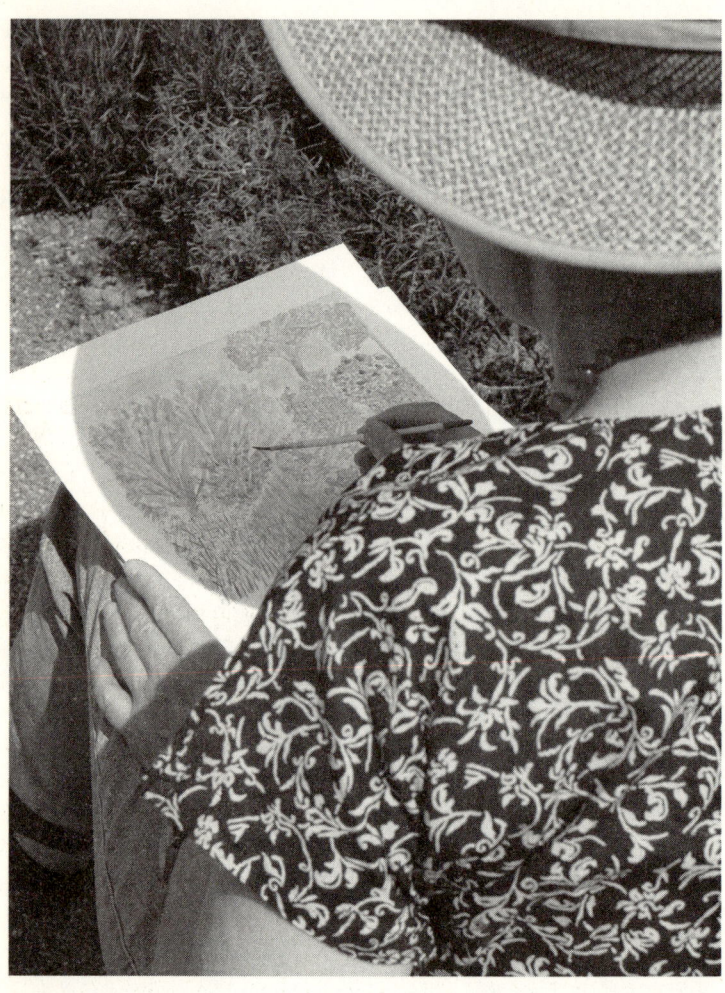

Wenn Verena C. (58) erzählt, scheint sie in ihrem Inneren zu lesen. Ein Gespräch mit ihr verläuft in wachsenden Ringen, es wird immer reicher. Sie ist Ökonomin, und sie malt. Verena C. wurde mit der Herausforderung konfrontiert, gleich mit zwei Krankheiten, für die es keine Heilung gibt, leben zu müssen.

»Im Rhythmus finde ich meine Kraft.«

Verena C.

2001, ich war 54, erhielt ich die Diagnose: Morbus Crohn. Das war der erste Schock. Dann hat man einen verdächtigen Blutwert festgestellt. Der brachte den zweiten Schock: Non-Hodgkin-Lymphom.

Es hieß, man könne nichts tun. Das war anfangs schwer zu verstehen, und es auszuhalten hat mich sehr gefordert. Der Onkologe war äußerst nett. Er wollte mich ausführlicher beraten, als ich in diesem Schockzustand aufnehmen konnte. Ich wäre ihm fast davongelaufen. Er hat mir angeboten, jederzeit wiederkommen zu können. Das war gut. Anfangs konnte ich die Informationen nicht einordnen. Alles war neu für mich. Es fällt mir heute noch schwer, die medizinischen und biologischen Zusammenhänge zu verstehen. Die Leiterin meiner Selbsthilfegruppe kann das aber alles wunderbar erklären. Die hat das so parat.

Ich bin oft müde, aber ich habe keine direkten Krankheitssymptome. Der Onkologe empfiehlt »wait and watch«, also warten und beobachten. Das ist keine Therapie, aber in Fällen wie meinem offenbar so üblich. Dieses Lymphom ist nicht heilbar, und so, wie ich es verstanden habe, gibt es als Behandlung nur die Chemotherapie. Deswegen macht man die erst im Notfall. Man will die Pfeile aus dem Köcher wohl nicht voreilig verschießen.

Mein Hausarzt hat mir den Mistelextrakt Iscador® empfohlen. Ich war sehr dankbar, daß ich damit doch etwas tun konnte. Es heißt ja manchmal, man solle bei Lymphomen keine Mistel spritzen. Aber Experten sagen, es gebe keine Beweise dafür, daß Mistel bei dieser Krebsart schade. Ich bin sehr froh, wenn man mich in dieser Therapie bestärkt. Ich habe das Gefühl, sie hilft mir – mein Immunsystem ist in der Tat stärker geworden.

Außerdem achte ich bewußt auf meine Ernährung und meinen Lebensstil und kann dadurch mein Befinden besser wahrnehmen. Ich habe gelernt, Körpersignale zu erkennen, die mir sagen: jetzt ist es genug, jetzt ist die Grenze meiner Belastbarkeit erreicht – ich habe ja noch eine andere chronische Krankheit. Außerdem bin ich in eine Psychotherapie gegangen. Ich brauchte diese Unterstützung, vor allem, weil ich alleine lebe und keine Angehörigen habe. Wie sollte ich das alleine schaffen? Für diese Hilfe bin ich dankbar.

Ich habe schnell sehr viel in meinem Leben geändert. Mit meinem Partner hatte ich im Ausland auf einem Bauernhof eine Selbstversorgung aufgebaut. Ziemlich abgeschieden. Die alten Zelte waren aber noch nicht ganz abgebrochen. Nach der Diagnose war mir klar: dort, auf dem Bauernhof, konnte ich nicht bleiben. Die Herausforderung der anderen Lebensweise und die fremde Sprache waren ein zu großes Handicap. So bin ich nach längerem Hin und Her mit der Hilfe guter Freunde wieder zurückgekommen. Im nachhinein würde ich sagen, daß wir uns mit dem Projekt überfordert hatten.

Ich kann gut organisieren, wenn ich eine innere Klarheit gefunden habe. Die innere Logistik muß stimmen. Meine Stärke ist auch, daß ich immer wieder neu anfangen kann, wenn ich erkenne: mein Weg geht anders weiter. Aber das erfordert sehr viel Kraft und Arbeit. Ich brauche immer wieder das Alleinsein, das Eigenständige, die Stille.

Von Beruf bin ich Ökonomin, aber keine klassische. Ich habe mich immer sehr für die alternative Ökonomie interessiert, lange an einem Frauenprojekt mitgearbeitet und dort viel aufgebaut. Das war eine Gratwanderung zwischen ökonomischer Tragfähigkeit und feministischer Zielsetzung. Geld an sich ist kein Inhalt. Aber die eigentliche Aufgabe muß eine ökonomische Grundlage haben.

Wichtig ist, einen Rhythmus zu finden und diesen zu leben. Dabei geht es um lebendige Bewegung, um Prozesse und ihre Dynamik. Ich schwinge mit den Jahreszeiten: Im Winter, mit dem ich kräftemäßig eher Mühe habe, tauche ich eher nach innen und in meine Malerei ab. Im Sommer dagegen bin ich gerne draußen, in der Natur, habe viel mehr Kontakte mit Menschen.

Rhythmisches Schwingen begleitet auch meinen Alltag. Mir geht es zum Beispiel am besten, wenn ich an einem Wochenende etwas unternehme und am folgenden nicht. Und ich lebe nach Möglichkeit klar ausgeglichene Tagesrhythmen mit Aktivität und Ruhe, konkret mit den Mahlzeiten und mit den praktischen bzw. intellektuellen Tätigkeiten. Manchmal falle ich heraus, dann muß ich mich wieder einschwingen, das ist anstrengend.

Rhythmisch leben ist ein Weg, eine Bewegung, ich bin unterwegs. Wenn ich das beachte und als Ressource sehe, liegt die Heilkraft auch in meinem Rhythmus. Dabei muß ich mich der Linearität von außen manchmal entwinden.

Aber es ist auch anstrengend, diese Rhythmen immer wieder mit allem anderen unter einen Hut zu bringen. Es braucht Disziplin, Selbstüberwindung, Planung. Auch Intuition und Erfahrung.

Dennoch: Im Rhythmus liegt Kraft, deshalb steckt darin auch eine Ressource für meine Gesundheit. Wenn ich meine Rhythmen nicht beachte, verliere ich sie. Für mich hat Rhythmus eine spirituelle Kraft, eine Verbindung zu etwas Größerem, wie Werden und Vergehen, Ausatmen und Einatmen. Diese Verbindung zum Lebendigen macht mich unabhängiger von der Medizin.

Damit kann ich selbst etwas für mich tun. Ich möchte, daß die Medizin mich in meiner eigenen Kraft unterstützt. So spüre ich mich. Wenn ich mich nicht spüre, meine ich, die Medizin müsse alles können. Wenn ich mich spüre, muß sie nicht alles können. Nur unterstützen. Aber heilen muß etwas in mir selbst. Nicht ich. Etwas in mir. Und das ist die eigentliche Heilkraft, die die Medizin unterstützen sollte.

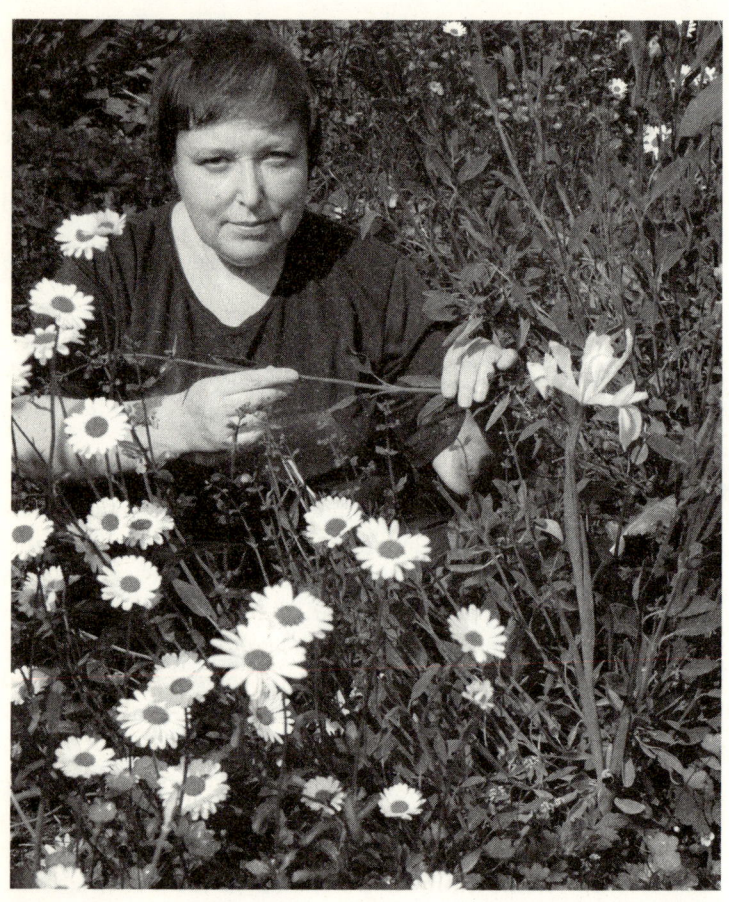

Das erste, das an Gaby Kutner (58) auffällt, ist der seelenvolle Blick. Und der Schalk in den Mundwinkeln. Ihr Auftreten ist gelassen. Sie wählt ihre Worte sorgfältig. Gaby Kutner ist keine Draufgängerin, aber sie hat etwas Kraftvolles an sich. Wenn sie von Menschen, Tieren und Pflanzen erzählt, strafft sich ihr Rücken und ein Funkeln tanzt in ihren Augen. Und wenn sie beschreibt, wie sie Lebewesen hegt und pflegt, Räume schafft für Fauna und Flora, strahlt ihr Wesen eine faszinierende Hingabe aus.

»Mein Garten hält mich gesund.«

Gaby Kutner

Die Diagnose lautete »MALT-Lymphom« (Lymphdrüsenkrebs in Form eines Magengeschwürs). 1988 wurden drei Viertel meines Magens wegoperiert, es folgten vier Zyklen Chemotherapie. Knapp zwei Jahre später war klar: Es sind keine Tumorzellen mehr nachweisbar.

Der Krebs ist nicht mehr mein Feind. Ich habe gelernt, mit ihm zu leben, in ziemlich friedlicher Koexistenz.

Nach der Operation lag ich im Bett, apathisch, habe kaum etwas wahrgenommen. Mir war alles egal. Es war dunkel im Raum, nur das Nachttischlämpchen gab ein schwaches Licht. Neben mir standen zwei Pflegerinnen, die mich ganz still angeschaut haben. Plötzlich sagte die eine: »Ihr Sohn hat angerufen. Er ist nach Hause gegangen, und er weint.« Dieser Satz hat mich zum Leben erweckt. Ich bat sofort um ein Telefon. Ich war alleinerziehende Mutter, mein Sohn war damals sechzehn Jahre alt. Ich hab ihn angerufen und gesagt: »Du, mir geht es wieder viel besser, und du wirst sehen, von jetzt an wird es mir immer noch viel, viel bessergehen. Es ist gut. Mach dir bitte keine Sorgen, geh schlafen, das Schlimmste ist vorbei. Ich will wieder gesund werden, auch deinetwegen.«

Das war der Moment, in dem ich zu kämpfen begann. Ich habe das Wort kämpfen nicht so gern, also sagen wir einfach »etwas tun«. Konkret habe ich zuerst nichts getan. Aber ich habe wieder angefangen, auf die Menschen um mich zu hören. Ich habe aufgehört, einfach so dazuliegen und nichts wahrzunehmen. Ich wollte wieder wissen, wie das Wetter draußen ist und ob es etwas Neues in der Welt gibt. Trotz meiner Erschöpfung wollte ich wieder etwas wissen vom Leben.

Nach der Rückkehr in die Wohnung war von Optimismus aber erst einmal nichts mehr zu spüren. Es fiel mir sehr schwer, morgens aufzustehen. Ich hatte einfach keine Energie. Der Tag bestand aus lauter kleinen Mahlzeiten. Jedesmal grauste mir davor – nach dem Essen hatte ich immer starke Schmerzen. Angehörige und Freunde motivierten mich zum Durchhalten, allen voran mein Sohn mit Witz und Phantasie. Allmählich wurden die Laborwerte besser, und im Gestell des Tante-Emma-Ladens lockte wieder eine Tafel Schokolade.

Eines Tages, es war Frühling, sagte der Sohn meiner Nachbarin: »Hast du gesehen? Im Blumenkasten auf dem Balkon ist ein Nest mit fünf blauen Eiern!« Eine Amselmutter brütete auf meinem Balkon. Da ich ein Computerfreak bin, habe ich meine Webcam in einem Blumentopf installiert. Dann fing ich an, diese Amsel von morgens bis abends zu filmen. Das Wohnzimmer wurde in ein kleines Studio verwandelt, wer wollte, konnte am Bildschirm Familie Amsel zusehen. Es war unglaublich spannend, die fürsorglichen Vogeleltern zu beobachten. Dadurch nahm ich Schmerzen und Beschwerden weniger wahr.

Zu diesem Zeitpunkt konnte ich den kleinen Garten im Hof unserer Siedlung übernehmen. Meine Nachbarin, die ihn bisher gepflegt hatte, war weggezogen. Das war acht Monate nach der Operation. Ich hatte zwar keine Ahnung von Gartenarbeit, aber andere Hobbygärtner haben mich beraten, und ich habe selbst viel experimentiert. Es war schön, dieses Erlebnis von Anfang an mit anderen zu teilen.

Als die letzten Vogelküken ausgeflogen waren, bin ich morgens immer hinunter in den Garten gegangen, um nach den Jungvögeln zu sehen. Ihr braunschwarzes Federkleid veränderte sich täglich, sie piepsten und hopsten etwas hilflos im Gras herum. Aber nicht nur ich habe sie im Garten beobachtet, sondern sie mich auch. Als ich am Umgraben war, kam der Amselvater angehüpft und wartete gierig auf einen fetten Wurm. Er wagte sich immer näher zum Spaten und – zack! – war der Wurm weg.

Mit dem Beobachten der Amselküken hat sich bei mir etwas entfaltet. Als sie schlüpften, war es, als ob ich selbst nochmals geschlüpft wäre. Es war wirklich wie ein neues Zurweltkommen. In eine gesunde Welt.

Der Garten ist Teil dieser gesunden Welt. Weinreben klettern über die schöne Pergola, winzige süße Trauben baumeln im Herbst über dem großen Holztisch. Schüler machen ihre Hausaufgaben in der Pergola. Manchmal serviert der älteste Sohn, wenn dessen Mutter nicht zu Hause ist, dort seinen kleinen Brüdern das Mittagessen. Gäste dürfen sich nach dem Abendessen Gewürze aus der Kräuterecke aussuchen oder nehmen Hibiskuszweige, Herbstanemone und Cosmea mit.

Beim Gärtnern denke ich nur an das, was ich grade mache: an die Pflanze, wie sie aussieht, wie sie groß wird. Die Gewißheit, daß viele Pflanzen im Frühling von allein wieder erscheinen, schafft Vertrauen und Hoffnung. Der Garten hält mich gesund. Nach einiger Zeit konnte ich meine Arbeit im Büro wiederaufnehmen. Die Herausforderungen am Arbeitsplatz und mein neues Hobby ließen Ängste und Erinnerungen an die Krankheit verblassen. Ich entschloß mich, Kontaktperson unserer Selbsthilfegruppe zu werden. Ich wohne in der Stadt – das ist strategisch gut für Besuche und Kontakte.

Ich stöberte anfänglich in der Zentralbibliothek in der »Onkologie-Ecke« herum, auf der Jagd nach Informationen. Hilfreicher waren die Kontakte im Internet. Im Compuserve-Cancer-Forum fand ich Betroffene aus verschiedenen Ländern, mehrheitlich aus den USA, darunter Krebspatienten, Betreuer und Angehörige. Unsere E-Mail-Anfragen werden umgehend beantwortet, und auch wir übermitteln mit professioneller Hilfe die gewünschten Informationen. Das Thema Ernährung wurde zum Dauerbrenner in unserer Gruppe. Wir versuchen auf unseren Körper zu hören, zu spüren, was wir zum Wohlbefinden beitragen könnten.

Die Aufgabe einer Kontaktperson erfordert Geduld und Einfühlungsvermögen. Beides hätte ich vor meiner Erkrankung nie gehabt. Noch immer sterben Patienten aus unserer Gruppe. Ich fühle, wenn mich jemand in den letzten Stunden braucht, und bin emotional in der Lage, ihn oder sie zu begleiten.

Diese Gemeinsamkeit in der Gruppe hilft mir sehr. Ich fühle mich geborgen in diesem Netzwerk aus Ärzten und Patienten – und in meinem kleinen Hofgarten, diesem blühenden Symbol einer sich immer wieder erneuernden Welt.

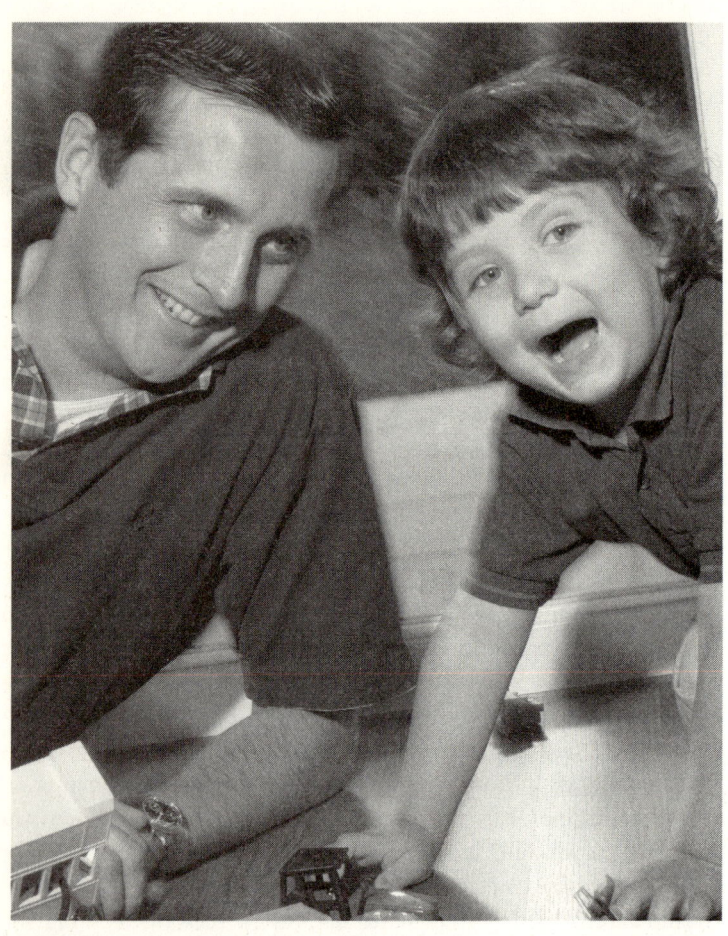

Pascal Kreuzer (34) ist verheiratet und hat einen Sohn. Auf den großen, sportlichen Börsenmakler paßt das Attribut »jung-dynamisch«.
Aber da ist auch dieser nachdenkliche Ausdruck in seinen Augen. Er
hat viel darüber nachgedacht, wie intensiv er sich mit seiner Krankheit
beschäftigen soll. Und er tut es noch. Alles, was seine Krankheit
betrifft, hat er bewußt delegiert – an ein medizinisches System und
Ärzte, denen er vertraut.

»Für mich ist es wichtig, einem Arzt vertrauen zu können.«

Pascal Kreuzer

Ende April 2004 stellte ich beim Duschen fest, daß ein Hoden sich verändert hat. Mir schoß durch den Kopf: Entweder es ist nichts oder es ist Hodenkrebs. Darüber wußte ich nicht viel. Ein Fußballkollege hatte Hodenkrebs. Er wurde geheilt. Ein anderes bekanntes Beispiel ist ja Lance Armstrong. Bei der Untersuchung sagte mir der Arzt, es sei ein Tumor. »Was heißt das? Krebs?« »Ja.« »Okay, was machen wir jetzt?« Operieren, rausnehmen. Damit war ich einverstanden. Schon ein paar Tage später war ich im Krankenhaus. Zeit zum Nachdenken hatte ich nur am Wochenende zwischen Diagnose und Operation.

Danach bin ich bald wieder arbeiten gegangen, aus dem Gedanken heraus, daß mir etwas Ablenkung guttut. Ein Kollege meinte, er kenne jemanden, der Hodenkrebs hatte. Ob ich mal mit dem sprechen möchte. Ich dachte, ja gut, ein gewisser Austausch, worauf ich achten muß und so, wäre nicht schlecht. Ich habe mich mit dieser Person getroffen. Bei ihm war das schon über zehn Jahre her. Er kommt aus der Berufsberatung, er ist gewohnt, sich mitzuteilen, und war sehr gut informiert. Mir war schnell klar, daß wir sehr unterschiedliche Standpunkte haben. Er hätte sich zum Beispiel nicht nochmal für eine Chemo entschieden, ich fand, das zu beurteilen, sei Sache meines Arztes. Er hatte innerhalb der zwei Jahre nach der Chemotherapie ein Kind gezeugt, obwohl ihm davon abgeraten worden war. Wir entschlossen uns, in dieser Zeit bewußt kein Kind zu zeugen. Alles, was er mir erzählte, habe ich zur Kenntnis genommen, aber ich wußte: das ist nicht mein Weg. Für mich ist es wichtig, einem Arzt vertrauen zu können. Ich fühle mich keineswegs bei jedem wohl und sicher. So bin ich auch nicht zu dem Onkologen gegangen, den der Urologe mir genannt hat. Die Hausärztin meiner Frau empfahl mir Dr. H. Diese Empfehlung einer kompetenten dritten Person war mir wichtig. Ihr konnte ich vertrauen.

Dr. H. hat uns sehr gut informiert und wir konnten auch Fragen stellen. Meine Frau war bei diesen Gesprächen immer dabei. Für mich war schnell klar, daß ich mich nicht weiter informieren will. Was er erzählt und vorgeschlagen hat, stimmte für mich.

Bei der Chemo wußte ich nicht, was auf mich zukommt. Die Beratungsheftchen, die auch über Nebenwirkungen informieren, habe ich erst im nachhinein gelesen. Natürlich war mir auch schlecht, aber ich bin froh, daß ich mich nicht allzu tief mit diesen Fragen befaßt habe.

Meine Frau an meiner Seite zu haben war super. Andererseits hat sie wohl mehr gelitten als ich. Zwei bis drei Tage nach der Chemo lag ich da wie eine tote Fliege. Okay, sie hat wahrscheinlich gewußt, das wird wieder, aber der arme Tropf da auf dem Sofa tat ihr einfach leid. Und sie konnte nichts für mich tun. Das war hart für sie.

Der Onkologe meint, das Restrisiko, nochmals an Krebs zu erkranken, sei extrem gering. Ich bin geheilt.

Das alles ist jetzt ein Jahr her. Manchmal mache ich mir noch Gedanken, ob ich mehr hätte tun sollen. Ich hätte schon die Zeit gehabt, aber ich wollte mich nicht eingehender damit befassen. Alles, was ich wissen wollte, habe ich in Erfahrung gebracht. So schnell wie möglich zu operieren, ist auch meine Entscheidung gewesen. Danach lag es nicht mehr an mir, wie es weiterging. Ich habe meinem Arzt und unserem medizinischen System vertraut. Für mich ist das der Weg gewesen.

Die Frage, woher der Krebs kam, habe ich sowohl dem Urologen als auch dem Onkologen gestellt. Ich hätte gerne einen Schuldigen gehabt. Das Mobiltelephon, zuviel Sport, die falsche

Ernährung, der Streßjob an der Börse... Beide sagten: Es bringt nichts, weiterzugraben. Es gibt keine Antwort darauf. Warum soll ich dann weitersuchen? Warum soll ich immer weitersuchen und mich damit verrückt machen? Ich bin zufrieden, wie es gelaufen ist.

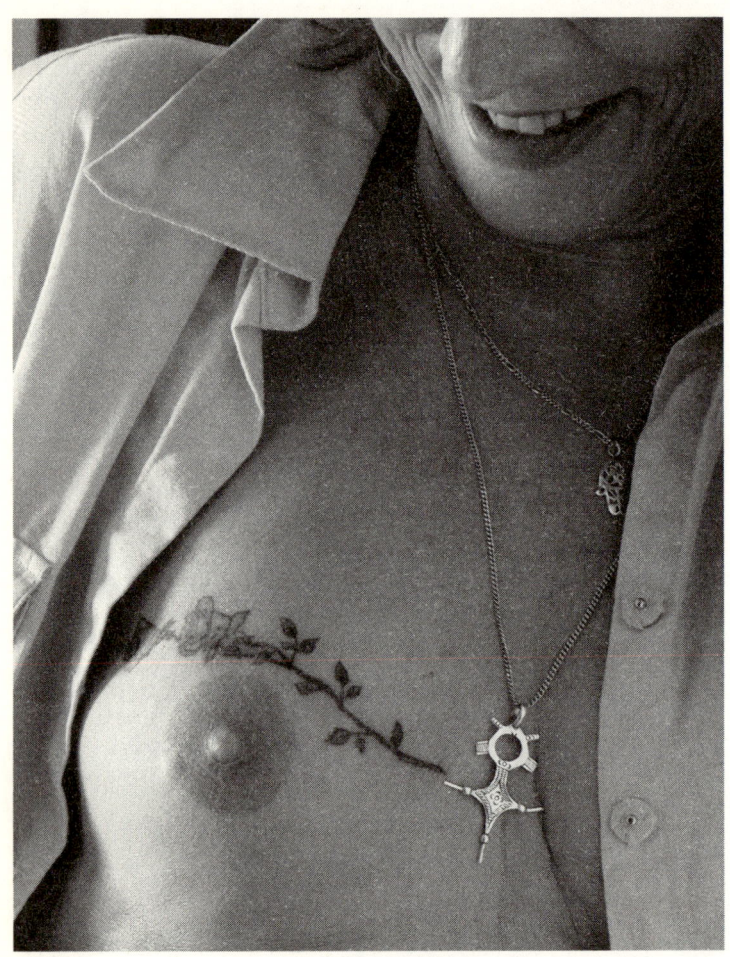

Christa Stratz (61) ist eine unkonventionelle Frau. Ihre Ansichten über-raschen und stimmen nachdenklich; ihre Vergleiche und Metaphern sind lebendig und nicht selten provokativ. Schicksalsschläge erwähnt sie nebenbei, denn ihr Fokus liegt auf dem Leben. Christa Stratz kennt und liebt es in allen Facetten. Der Krankheit hat sie darin nur einen ganz kleinen Platz eingeräumt.

»Ich will Leben spüren – jeden Tag!«

Christa Stratz

Als ich im April 1999 die Diagnose Brustkrebs hörte, war meine erste Reaktion: »Das gibt Ärger ...« Sensationell war, daß mich der Arzt, an den man mich überwies, noch am selben Tag – es war ein Freitag – anrief: »Ich habe gerade gehört, daß Sie an mich überwiesen worden sind. Ihre Unterlagen erhalte ich erst am Montag oder Dienstag, die gehen heute in die Post. Wenn Sie ein ruhiges Wochenende haben möchten: wollen Sie heute abend noch zu mir kommen?« Der Mann hat sich fast zwei Stunden Zeit genommen für mich an diesem Abend. Ich habe mich sofort aufgehoben gefühlt. Es war fast ein bißchen wie Liebe auf den ersten Blick.

Nach der brusterhaltenden Operation erfuhr ich am nächsten Tag durch meinen Arzt, daß diverse Lymphknoten befallen waren und der Krebs wohl schon gestreut hatte. Da ging es mir kurze Zeit sehr, sehr schlecht. Ich hatte Alpträume und ich sah mich von Würmern aufgefressen. Noch im Krankenhaus las ich einen Bericht über eine Unternehmerin, die fünfhundert Arbeitsplätze gerettet hat. Zum Dank schenkte ihr die Belegschaft ein paar Boxhandschuhe. Sie wurden für mich zu einem Sinnbild, und ich sagte mir: »Ich will voll hinein und kämpfen!« Ich hatte keine Lust, den Krebs als mein Schicksal zu akzeptieren und abzuwarten, was mir die Krankheit sagen will und warum. Ich wollte um mein Leben kämpfen. Meine Vision war, einfach gesund zu sein. Nichts anderes. Dieser Gedanke half mir auch, als ich zwei Monate nach der ersten Operation bereits ein Rezidiv hatte und mir die Brust daraufhin bei einem neuen Eingriff weggenommen wurde.

Mir kam übrigens nie die Idee, ich sei todkrank. Ich hatte ja keine Schmerzen. Für die Chemotherapie bin ich jeweils Freitagmittag in die Klinik gegangen, und am Montag war ich wieder auf der Arbeit. Allerdings war mir bei der ersten Chemo vierundzwanzig Stunden lang so kotzübel, daß ich lieber gleich sterben wollte, als das alle drei Wochen mitzumachen. Erst anderthalb Tage später habe ich in der Klinik angerufen. Natürlich haben die dann gefragt, warum ich mich erst jetzt melde. Bei der nächsten Chemo haben sie mir etwas anderes gegen das Erbrechen gegeben. Da war mir überhaupt nicht mehr schlecht. Ich ging sogar abends aus. Auch hatte ich nie das Gefühl, daß ich mich hinlegen muß. All das, was viele berichten, die Müdigkeit etc., ist mir erspart geblieben. Vielleicht ist das einfach ein Glücksfall, daß ich so reagiert habe. Mir war bewußt, daß ich eine Therapie mache, aber mir ging es gut dabei.

Mein Glück war, daß ich weiterhin arbeitsfähig und fit war. Ich habe nirgends Abstriche machen müssen. Wenn die Leute mich wie eine Kranke behandelten, reagierte ich allergisch. Sprüche wie: »Du, sollten wir nicht nach Hause? Du solltest dich doch schonen«, trieben mich auf die Barrikaden: »Habt ihr sie noch alle? Ich weiß selbst, ob ich mich schonen muß oder nicht!« Ich habe es oft als eine Zumutung empfunden, wenn man mich fast wie eine Unmündige behandelte. Da hatte ich viel Glück mit den Ärzten, die sich immer die Zeit für ein Gespräch nahmen, jedoch die Entscheidungen überwiegend mir überließen. Und nach der Chemo habe ich dann entschieden: »Aus. Fertig. Das war's! Ich bin wieder gesund.«

Viele machen den Krebs zu ihrem Hauptlebensthema und sammeln so viele Informationen wie möglich darüber. Für mich war der Krebs eine Begleiterscheinung des Lebens. Nicht unbedingt angenehm, aber kein Hauptthema. Ich habe zwei Krebsbücher gelesen. Da beschloß ich: das reicht, ich muß nicht noch mehr Literatur wälzen.

Für meine Entscheidung, mich noch »im hohen Alter« beruflich selbständig zu machen, hat die Krankheit eine große Rolle gespielt. Vor meiner Krankheit war ich vier Monate lang arbeitslos. Als ich die Kündigung erhielt, dachte ich im ersten Moment: »Wieso das?

Warum ich?« Lustigerweise hatte ich am Abend eine Verabredung, und mein Gesprächspartner sagte: »Hey, was ist passiert? Hast du dich verliebt? Du strahlst so!« »Nein«, hab ich geantwortet, »ich habe die Kündigung erhalten.« Das war vermutlich der Tritt in den Hintern, den ich eigentlich brauchte, um mich endlich selbständig zu machen. Das habe ich damals aber noch nicht verstanden und auch nicht verwirklicht. Während der Arbeitslosigkeit fand ich hundert Gründe, weshalb ich mich jetzt nicht selbständig machen kann, und habe wieder eine Stelle angetreten. Erst die Krankheit brachte mich dazu. Denn: Vielleicht ist mein Leben begrenzt? Vielleicht werde ich nur fünfundsechzig? Da will ich nicht auf dem Totenbett sagen: »Selbständig machen wolltest du dich, aber das hast du nie geschafft.«

Ich sammelte die Träume, die ich nun leben wollte. Blöd, daß man dafür erst krank werden muß! Ein Traum war die Selbständigkeit, diesen Sprung habe ich inzwischen gewagt. Ein anderer, auf Reisen zu gehen. So war ich gut zwei Jahre nach meiner Erkrankung für vier Wochen mit dem Landrover im Tschad unterwegs und im Dezember dieses Jahres werde ich auf den Kilimandscharo steigen. Alle diese Träume haben damit zu tun, selbstbestimmt leben zu können.

Mir war das Leben immer viel wichtiger als der Krebs. Er war nun mal eine Tatsache, aber trotzdem wollte ich grundsätzlich normal weiterleben und nicht alles seinetwegen verändern. Ich wollte nicht der Krankheit einen Platz einräumen, der ihr nicht zusteht. Leben spüren, jeden Tag – das wollte ich! Wenn zum Beispiel eine Bekannte oder Freundin meinte, es gebe im Reformhaus sehr günstig einen ganz gesunden, das Immunsystem stärkenden Saft, habe ich gesagt: »Du, ich hab grad gesehen, da gibt es günstig einen guten Prosecco ...« Wenn ich schon früher keine Säfte mochte, warum sollte ich dann jetzt welche trinken?

1998 habe ich meinen Partner verloren. An Krebs. Er wurde auf der gleichen Onkologiestation wie ich behandelt, und da ich ihn oftmals begleitet hatte, kannte ich, als ich dann selbst dort war, die ganzen Abläufe gut. Das hat mir sicher auch geholfen. Es war nicht alles neu für mich. Als ich dort meinen Mann besuchte, ging es mir aber schlechter als jetzt, da ich selbst krank war. Seinerzeit war ich immer in der passiven Rolle, mußte meinem Partner alles überlassen und habe ihm oft zugesetzt: »Möchtest du nicht...? Könntest du nicht...?« Aus Angst, ihn zu verlieren, wenn er etwas nicht so machte, wie ich es für richtig hielt. Jetzt konnte ich selbst entscheiden. Unabhängig zu sein ist im Rahmen der Krankheit immer wichtiger für mich geworden.

Mit meinen Ärzten habe ich ein Riesenglück gehabt. Ich war überall bestens aufgehoben. Wenn mir der Arzt nicht gepaßt hätte, wäre ich woanders hingegangen. Wenn das Arzt-Patienten-Verhältnis stimmt, hat man sicher viel weniger das Bedürfnis, noch im Internet oder in Büchern nach Informationen zu suchen. Ich habe ja einen Ansprechpartner. Wenn mich etwas beschäftigt, frage ich ihn.

Kurz vor Ausbruch meiner Krankheit mußte ich meinen Hund einschläfern lassen, er hatte Lymphdrüsenkrebs. Schwanzwedelnd ging der mit mir zum Tierarzt! Für ihn war klar: Wir gehen spazieren. Das kam mir später immer wieder in den Sinn. Wenn wir doch so leben könnten wie dieser Hund! Einfach den Moment genießen und sich daran freuen. Ganz bewußt im Moment leben und nicht überlegen, ob ich in zwanzig Jahren vor mich hinsieche. Vor lauter sich Sorgen machen lebt man ja nicht. Sich Sorgen machen sei »nichts anderes als ein intellektueller Zeitvertreib«, hab ich mal in einem Buch gelesen.

Statt einer Narbe habe ich jetzt eine Rose auf der Brust. Mein Arzt fand das zwar nicht so optimal. Aber da war sie schon eintätowiert. Wenn ich mich jetzt im Spiegel anschaue, gefalle ich mir wieder – ich würde mich sogar wieder oben ohne am Strand zeigen.

Die eigenen Kraftquellen freilegen

Fragt man einen Patienten, der sich selbst als kompetent bezeichnet, was er darunter versteht, ähneln sich die Antworten häufig. Patientenkompetenz wird meist so interpretiert, wie Karl Steininger sie lebt: Man wird Experte der Krankheit, übernimmt Verantwortung für den eigenen Körper, anstehende Untersuchungen, Termine und Therapien. Medizinische Begriffe, die man nicht versteht, werden akribisch erforscht, Ärzte befragt, bis man alles verstanden hat.

Viele Patienten dokumentieren ihre eigene Krankengeschichte. Der Ingenieur Karl Steininger begreift seinen Körper aus jahrzehntelanger beruflicher Gewohnheit vor allem von der mechanischen Seite her. Er bezeichnet sich als Realisten. Er geht jedem Befund, jeder Therapie, jedem medizinischen Ausdruck auf den Grund. Indem er versteht, entmystifiziert er die Krankheit, nimmt ihr den Schrecken, läßt sie zu einer simplen Kette von Kausalitäten schrumpfen, gegen die es Mittel und Wege gibt, Therapien, deren Wirkung er nachvollziehen kann. Er tut das nicht aus reiner Neugier, sondern aus Verantwortung seinem Körper gegenüber, aus der Not der Unwissenheit, um dieses Phantom Krebs, das ihn bedrohte, zu entschlüsseln. Er wird Teil des Spezialistenteams, zieht mit ihnen an einem Strick, behält so das Heft des Handelns in den eigenen Händen. Ist eine Frage geklärt, wird sie abgeheftet zwischen den Deckeln seines Ordners, der persönlichen Krankengeschichte, die so jederzeit ins Regal gestellt werden kann.

Aber nicht von allen Patienten darf dieses Maß an Expertentum erwartet werden. Kay Alig zum Beispiel entschied sich bewußt dagegen. Zwar hat sie es immer wieder versucht – via Internet, in einer Stippvisite bei einer Selbsthilfegruppe, über ein Buch –, aber dann doch gespürt, daß dieser Weg nicht der ihrige ist. Wenn man von Karl Steininger als kompetentem Patienten spricht, ist Kay Alig dann etwa keine kompetente oder gar eine inkompetente Patientin? Doch. Es gibt keine inkompetenten Patienten! Jeder Mensch hat seine individuelle Patientenkompetenz, immer, zu jeder Zeit, in jeder Lebensphase.

Scheint ein Patient von außen betrachtet nicht zum Macher seiner eigenen Gesundheit zu werden, kann das schwer täuschen. Befragt man diese Patienten genauer, läßt sich feststellen, daß sie sehr wohl mit klaren Strategien gegen ihre Krankheit vorgehen. Ressourcen werden angezapft, die schon in früheren Krisensituationen geholfen haben. Bei Kay Alig ist es das Vertrauen. Scherzhaft nennt sie sich Miss Nike, nach der Sportartikelfirma mit dem Werbeslogan »Just do it« Sinngemäß läßt sich das am besten übersetzen mit »Tu's einfach«. Kay Alig meint damit, einfach mitzugehen, mitzufließen mit den Dingen, die man ohnehin nicht ändern kann. Ihr Fokus liegt auf dem ganz normalen Leben, das sie sich zu bewahren sucht: »Diese Einstellung hilft, meine Selbstheilungskräfte zu unterstützen.«

Christa Stratz hat sich ganz bewußt ihre Lebenslust bewahrt und der Krankheit wenig Raum gegeben. Lieber trinkt sie Prosecco als Gesundheitssäfte. Verena C. lebt bewußt rhythmisch, schwingt zwischen Gegensätzen. Hanny Dängeli schöpft Kraft aus vielfältigen menschlichen Beziehungen, die sie jahrelang aufgebaut und gepflegt hat. Pascal Kreuzer verläßt sich auf die Kompetenz seiner Ärzte. Geneviève M. lebt ihre persönliche Beziehung zu Gott. Gaby Kutner blüht auf in ihrem Garten. Reinhard Judith vertraut der Kraft der Komplementärmedizin. Und Kirstin Diehl diktiert ihrem Seelsorger: »Wir leben nur wirklich, wenn wir uns einsetzen für andere Menschen.« Diesem Grundsatz blieb sie treu, bis zuletzt.

Die Kraft der bewußten Strategie

Oft setzen Patienten ihre Strategien unbewußt ein, greifen intuitiv auf Erfahrungswerte zurück. Viele haben ein schlechtes Gewissen, meinen, nicht genug für sich zu tun. Werden sie sich jedoch darüber klar, wie viel sie unbewußt bereits für sich tun, vermittelt dies vor allem eines: Sicherheit. Eine Patientin erklärt dies folgendermaßen: »Jetzt, da ich meine Strategie kenne, kann ich sie jederzeit bewußt einsetzen. Das gibt mir ein gutes Gefühl in Momenten, in denen ich mich bisher hilflos wähnte.« Diese Sicherheit vermitteln zu können ist einer der Gründe, warum die Stiftung Patientenkompetenz spezielle Workshops zu diesen Fragen anbietet.

Das Ziel: die Krankheit überwältigen

Betrachtet man die Aktivitäten von Patienten, wird klar, daß es sich nicht ausschließlich um Bewältigungsstrategien handelt. Nach ihren Zielen befragt, nennen sie Begriffe wie »kämpfen«, »überwinden«, »überleben«, »es schaffen«, »überwältigen«. Und sie erwarten, daß medizinische und psychologische Fachkräfte dieses Bedürfnis anerkennen und sie dabei unterstützen, ihre eigenen Kräfte für diese Ziele einzusetzen.

Immer wieder machen Patienten darauf aufmerksam, wie unendlich wertvoll es ist, einen medizinischen Experten an der Seite zu haben, der diesbezüglich Mut macht, der an die Selbstheilungskräfte des Patienten glaubt, der sagt: »Du kannst es schaffen.« Sie hoffen auf einen Mentor, einen Ratgeber, einen Ermutiger. Und meist gehen sie unbewußt davon aus, daß der Arzt diese Rolle übernimmt. Verena C. drückt diesen Wunsch an die Medizin so aus: »Wenn ich mich spüre, muß sie nicht alles können. Nur unterstützen. Aber heilen muß etwas in mir selbst. Nicht ich. Etwas in mir. Und das ist die eigentliche Heilkraft, die die Medizin unterstützen sollte.«

Was die Abwehr stärkt

Viele Krebspatienten sind davon überzeugt: Wenn ein Mensch an Krebs erkrankt, bedeutet das immer auch, daß seine körpereigenen Abwehrkräfte geschwächt sind – denn sonst hätte der Organismus es ja geschafft, den Krebs in Schach zu halten. Ständig besteht die Gefahr, daß Zellen zu wuchern beginnen, daß sich daraus ein bösartiger Tumor entwickelt. Aber solange es dem Körper gelingt, wieder ein Gleichgewicht herzustellen und die einzelnen Zellen in das »große Ganze« zu integrieren bzw. Ungesundes zu eliminieren, ist die Krebsgefahr gebannt. Die Abwehrkräfte zu stärken ist also ein ureigenstes Anliegen von Krebspatienten.

Unter »Abwehr« verstehen die meisten Patienten zum einen Maßnahmen auf der körperlichen Ebene: die Genesungsbereitschaft unterstützen, den Stoffwechsel regulieren, angeschlagene Organe in ihrer Regenerationskraft stärken, den Organismus entgiften. Gleichzeitig geht es aber auch um »Abwehr« in einem viel umfassenderen Sinn:

- **Als Sicherheitskonzept:** Krebs verunsichert, alles wird unberechenbar, die Kontrolle entgleitet. Abwehr bedeutet: sich wieder sicher fühlen können, Verläßlichkeit herbeiführen.
- **Die Fremdbestimmung aufheben:** dem Ausgeliefertsein an die Therapie, an andere Menschen – Ärzte, Therapeuten, Pflegepersonal, Angehörige – entfliehen. Abwehr bedeutet: wieder souverän werden, selbst bestimmen, was gemacht wird, die Identität wiederfinden.
- **Sich wehren können:** Krebs macht angst. Abwehr bedeutet: sich wehren können gegen die Bedrohung durch die Krankheit; etwas in der Hand haben, einen schützenden Schild oder eine Waffe, mit der der Kampf gewonnen werden kann.

– **Sich auseinandersetzen:** Krebs stellt die Sinnfrage: Was will ich mit meinem Leben anfangen? Worin bestehen meine Lebensziele? Was habe ich schon erreicht, was will ich noch schaffen? Abwehr bedeutet: Abstand gewinnen zur Krankheit; sich nicht mehr von Trauer und Hilflosigkeit überwältigen lassen; das Bisherige bilanzieren, die Zukunft planen können.

– **Einsamkeit überwinden:** Krebs verursacht häufig ein Gefühl der Verlorenheit, des Verlassenseins, der Einsamkeit, des Alleingelassenwerdens. Abwehr bedeutet: aus der Isolation herausfinden, sich wieder einfügen in den sozialen Gesamtzusammenhang, Gottvertrauen wiederfinden, einen Schutzwall aufbauen können gegen Feindliches, das die Integrität bedroht.

Komplementärmedizin – ein Instrument zur Abwehr in der Hand von Patienten

Patientenkompetenz und Komplementärmedizin gehören zusammen. Dabei ist Komplementärmedizin keine Alternative zur konventionellen Medizin. Sie steht dazu nicht in Konkurrenz, sondern sie ergänzt sie als Instrument in der Hand des Patienten. Die Komplementärmedizin ist deshalb essentieller Bestandteil jeder Medizin.

Bei den Seminaren der Stiftung Patientenkompetenz diskutieren die Teilnehmer immer die folgenden Fragen, um die komplementären Denkstile und Wirklichkeiten von Medizin und Patienten bewußt zu machen:

– »Denken Sie an die Behandlung und Heilung von Krebs. Und jetzt nennen Sie uns ein paar Stichworte, die Ihnen spontan zur schulmedizinischen Behandlung und Heilung von Krebs einfallen.« Die häufigsten Stichworte, die dann genannt werden, sind: Operation, Bestrahlung, Chemotherapie, Röntgen, Labor, Studien, Nebenwirkungen.

— »Nennen Sie uns ein paar Stichworte, die Ihnen spontan aus Ihrer persönlichen Sicht zur Behandlung und Heilung von Krebs einfallen.« Die häufigsten Stichworte, die jetzt genannt werden, sind: Abwehr, Psyche, gesunder Stoffwechsel, Fitneß, Ernährung, Wille, Glaube.

Damit werden zwei Wege beschrieben, die zwar unterschiedlich sind, aber beide zum Ziel haben, wieder gesund zu werden. Die Schulmedizin soll die Krebszellen durch therapeutische Maßnahmen von außen zerstören. Man nennt dies den »krankheitszentrierten« (pathotropen) Weg. Patienten selbst haben dasselbe Ziel, gehen aber einen anderen Weg: Sie wollen die Selbstheilungskräfte des Körpers stärken. Das nennt man den »gesundheitszentrierten« (salutotropen) Weg.

Beide Wege, beide Denkstile gehören zusammen, bilden eine Einheit. Sie verhalten sich nicht konträr, sondern komplementär zueinander. Mit anderen Worten: Es sind zwei Seiten einer Medaille.

Arzt und Patient nehmen die Krebserkrankung unterschiedlich wahr. Der Arzt erlebt Krebs im Zusammenhang mit seinem diagnostischen und therapeutischen Auftrag vor allem als Krankheit. Die Betroffenen dagegen erleben Krebs in erster Linie als existentielle Bedrohung. Beides sind nicht gegensätzliche, sondern komplementäre Wahrnehmungen. Die Wirklichkeit des Arztes wird ergänzt durch die komplementäre Wirklichkeit des Patienten. Und dabei stellt die Komplementärmedizin ein wichtiges Instrument in der Hand des Patienten zur Abwehr der Krankheit dar. Sie soll die Tumortherapie unterstützen, die Beschwerden mildern und dem Patienten helfen, gesund zu werden.

Bei der Auswahl komplementärmedizinischer Mittel und Verfahren und oft auch in deren Anwendung sind die Patienten selbst aktiv beteiligt. Sie sind Subjekt, nicht Objekt der Therapie, hier handeln sie und werden nicht nur behandelt.

Ein Ziel – verschiedene Mittel

Welche Mittel, welche Methoden aus diesem weiten Feld die richtigen sind, kann jeder nur selbst herausfinden. Manche Patienten wissen von vornherein: Das paßt zu mir, danach habe ich gesucht. Andere gehen pragmatisch vor: Was ist am besten erprobt, was hat anderen Patienten genutzt? Bei Therapieformen oder Medikamenten, die in Europa noch relativ unbekannt sind – wie zum Beispiel Kräuterpillen aus der tibetischen Medizin, Teemischungen der Traditionellen Chinesischen Medizin, ayurvedische Präparate –, kommt es sehr darauf an, daß der Therapeut gut ausgebildet ist und sich sehr gut in diesen Methoden auskennt. Zu groß ist die Gefahr, daß dubiose Händler übers Internet qualitativ minderwertige oder Schadstoffe enthaltende Ware vertreiben.

Aber warum in die Ferne schweifen, wenn das Gute so nah liegt? Auch die europäische Komplementärmedizin bietet viele und vielfach erprobte Möglichkeiten! Wir beschreiben im Folgenden die Mittel und Verfahren, die von Patienten am häufigsten genannt werden. Arzneimittel und Methoden werden nur kurz charakterisiert – alles andere würde den Rahmen des Buches sprengen (Adressen und Links, bei denen weiterführende Informationen erhältlich sind, finden sich im Anhang):

– **Misteltherapie:** Etwa die Hälfte der Krebspatienten in Deutschland bekämpfen ihre Krankheit zusätzlich mit Mistelpräparaten. Seit gut achtzig Jahren werden Mistelextrakte gegen Krebs eingesetzt. Das geht zurück auf Anregungen von Rudolf Steiner, dem Gründer der Anthroposophie, der gemeinsam mit der holländischen Ärztin Ita Wegman das erste Mistelpräparat Iscar entwickelte. Daraus ist das heute am häufigsten verordnete Iscador® geworden.

Die Mistel ist das mit Abstand am besten erforschte Präparat der Komplementärmedizin. In zahllosen Laborversuchen wurde die

Wirkung des Mistelextrakts auf Zellkulturen erprobt. Hier zeigte sich: Mistel kann die Aktivität der Immunzellen steigern und den »Selbstmord« von Tumorzellen anregen. Die Ergebnisse aus mittlerweile über hundert klinischen Studien zeigen: Die Misteltherapie kann bei vielen Krebsarten die Lebensqualität steigern, die Nebenwirkungen von Strahlen- und Chemotherapie abmildern, möglicherweise auch das Tumorwachstum bremsen und die Überlebenszeit verlängern. Worauf diese Wirkungen zurückgehen, ist noch unklar.

Es gibt verschiedene Mistelpräparate, die unterschiedlich hergestellt und angewendet werden. Alle werden unter die Haut gespritzt, selten auch infundiert. Am bekanntesten ist Iscador® der Firma Weleda, das von anthroposophischen Ärzten, aber auch von vielen konventionellen Medizinern und Heilpraktikern verordnet wird. Zur anthroposophischen Therapierichtung gehören darüber hinaus HELIXOR® (von der Firma Helixor), abnobaVISCUM® (von der Firma Abnoba), Iscucin® (von der Firma Wala) und Isorel® (von der Firma Novipharm). Diese Mittel werden zyklisch in ansteigender Dosierung und in Abhängigkeit von der Reaktion des Patienten eingesetzt. Auch spielt der Wirtsbaum, auf dem die Mistel gewachsen ist, eine Rolle. Eurixor® (von der Firma Biosyn) und Lektinol® (von der Firma Madaus) sind Präparate aus der Pflanzenheilkunde. Sie werden in gleichbleibender Dosis gegeben. Die Extrakte stammen aus nicht näher bezeichneten Misteln, meist sind sie auf Pappeln gewachsen.

– **Homöopathie:** Vor zweihundert Jahren fand Samuel Hahnemann, daß »Ähnliches mit Ähnlichem geheilt« werden kann. Diese »Ähnlichkeitsregel« ist neben den Typenbildern für bestimmte Arzneimittel die Grundlage der Homöopathie Homöopathische Präparate sind immer potenziert. Das heißt: Ein aus einer natürlichen Ausgangssubstanz gewonnenes Konzentrat wird stufenweise verdünnt. Dadurch wird die Wirksamkeit aber nicht etwa schwächer – im Gegenteil, dieser Prozeß führt dazu, daß die entscheidenden Qualitätenund Informationen der Ausgangssubstanz eher noch gesteigert – potenziert – werden.

- **Anthroposophische Medizin:** Die speziellen Verfahren der Anthroposophischen Medizin bestehen in der Anthroposophischen Kunsttherapie mit Musik, Malen und Plastischem Gestalten sowie der therapeutischen Sprachgestaltung und Heileurythmie (Bewegungsübungen zur Regulierung von Körperfunktionen). Darüber hinaus werden spezielle anthroposophische Medikamente eingesetzt, die alle aus Naturstoffen gewonnen und vielfach homöopathisch potenziert werden. Die Misteltherapie (s. o.) ist eines der bekanntesten anthroposophischen Arzneimittel, die bei Krebs eingesetzt werden.

- **Traditionelle Chinesische Medizin:** Sie entstammt der jahrtausendealten chinesischen Kultur und hat zum Ziel, die durch eine Krankheit gestörten Energieströme des Körpers wieder zu ordnen und zu harmonisieren. Dafür werden neben Akupunktur auch Bewegungs- und Atemübungen (Tai Chi und Qi Gong) eingesetzt. Eine Wissenschaft für sich ist die chinesische Kräutertherapie, die vor allem als Tee angewendet wird.

- **Ayurveda:** Ayurveda ist eine viertausend Jahre alte asiatische Heilkunst. Das Wort stammt aus dem indischen Sanskrit und bedeutet übersetzt »Wissen vom Leben«. Gesundheit ist im Ayurvedischen gleichbedeutend mit dem Zustand eines Gleichgewichts aller körperlichen und geistigen Funktionen. Diese Balance wiederherzustellen ist das Ziel jeder ayurvedischen Behandlung. Als Therapieverfahren werden Massagen und Güsse mit Sesamöl, Spülungen, ayurvedische Medikamente sowie Gewürze (zum Beispiel Ingwer, Kardamom, Kurkuma, Zimt) eingesetzt.

- **Darmschutz:** Der Darm ist eines der größten und wichtigsten Organe für die Immunabwehr und den gesamten Stoffwechsel.

Ihn zu schützen und in seiner Funktion zu fördern ist bei Krebs besonders nötig. Viele Patienten setzen dafür Extrakte aus natürlichen Darmbakterien in Tablettenform ein (Colibiogen®, Firma Laves). Sie unterstützen die Darmtätigkeit, denn Coli-Baktieren produzieren Schutz- und Wachstumsfaktoren für die Darmschleimhaut und wirken ausgleichend auf die Darmflora. Wenn eine Chemotherapie mit Tabletten erfolgt sowie bei Bestrahlungen im Bauchraum werden beide Verfahren mit Hilfe von Colibiogen® meist besser vertragen.

– **Naturheilkunde:** Natürliche Heilmittel wie Kneippsche Wasseranwendungen, gesunde Ernährung, pflanzliche Medikamente sowie Bewegung sind gerade bei Krebs besonders hilfreich und wohltuend. Auf diesem Feld haben europäische Ärzte und Heilpraktiker besonders viel Erfahrung.

– **Psychoonkologie und Patienten-Coaching:** Psychotherapeutische Verfahren sowie ein gezieltes Patienten-Coaching sind essentielle Möglichkeiten, um sich in Lebenskrisen begleiten zu lassen, seelische Belastungen aus Vergangenheit und Gegenwart aufzuarbeiten und die eigenen Gesundheitsressourcen zu entdecken. Patienten-Coaching ist ein neues Konzept, das von Mitarbeitern der Stiftung Patientenkompetenz entwickelt worden ist, um Patientenkompetenz zu fördern. Hierzu bietet die Stiftung Gruppen-Workshops und Einzel-Coaching an (siehe Anhang).

– **Rhythmus:** Rhythmus ist Leben: Alle Lebensvorgänge verlaufen rhythmisch – Atmung, Verdauung, Herzschlag, Blutdruck, Ausscheidung, Schlaf, um nur die wichtigsten zu nennen. Rhythmus spendet Kraft. Oft wirkt es schon Wunder, wenn der Alltag rhythmisch gestaltet wird und eine gewisse Regelmäßigkeit aufweist (vor allem bei den Mahlzeiten, beim Sport, beim Wachen und Schlafen). Das bedeutet nicht, den Alltag nach der Stoppuhr einzuteilen. Denn Rhythmus ist etwas grundsätzlich anderes als Takt. Dieser wiederholt stereotyp das gleiche im selben Abstand,

Rhythmus dagegen bedeutet die regelmäßige Wiederholung von ähnlichem invariablen Abständen. Takt ist starr, unbeweglich und somit lebensfeindlich. Rhythmus ist elastisch, anpassungsfähig und somit lebensfreundlich. Inzwischen hat sich in der Medizin eine eigene Forschungsrichtung entwickelt, die sich mit den verschiedenen körperlichen Rhythmen und ihren Auswirkungen beschäftigt (Chronomedizin).

– **Selen:** Das Spurenelement Selen spielt eine Schlüsselrolle bei vielen Immunprozessen und der Regulation der normalen Zellfunktion. Ein chronischer Selenmangel – das zeigen Studien aus China – kann sogar Krebs auslösen (insbesondere Leber- und Prostatakrebs), und umgekehrt kann eine angemessene Versorgung mit Selen dies verhindern. In Europa sind die Böden sehr selenarm, Getreide und Gemüse enthalten deshalb wenig Selen, so daß es ratsam ist, Selen in Tablettenform zusätzlich einzunehmen – nicht nur, aber ganz besonders bei Krebs. Dafür gibt es verschiedene Mittel. Das wissenschaftlich am besten dokumentierte Selenpräparat ist Selenase® (Firma Biosyn).

– **Mikronährstoffe:** Unter dem Oberbegriff »Mikronährstoffe« werden Vitamine, Mineralstoffe und Spurenelemente zusammengefaßt. Sie sind wichtig für die normale Zellfunktion, aber auch für die Abwehrleistung und die Regeneration. Allerdings hat sich in Studien gezeigt, daß einzelne Mikronährstoffe – zum Beispiel die Vitamine C, A und E, einzeln oder kombiniert hochdosiert eingenommen – keineswegs Krebs vorbeugen oder das Wachstum vorhandener Tumoren bremsen können. Trotzdem benötigt sie der Organismus, aber eben nicht in extrem hoher Dosis und vorzugsweise in natürlicher Form, also als Bestandteil von Obst, Gemüsen, Vollkornprodukten, Säften. So kann er sie am besten aufnehmen und verarbeiten.

Ob der Körper einen Mangel an Mikronährstoffen hat und welche besser noch zusätzlich eingenommen werden sollten, läßt sich am besten anhand einer Blutanalyse feststellen. So können die Nährstoffe gezielt eingesetzt werden. Diesen Anspruch erfüllt zum Beispiel das Konzept HCK-V® (Firma Hepart/ Schweiz bzw. Unisan/Deutschland; die Abkürzung steht für Hydro-Cell-Key). Es beruht auf einer systematischen, über zehnjährigen Auswertung eines Datenpools von mehr als zehntausend Krebskranken und ermöglicht eine individuell austarierte Therapie.

– **Enzyme:** Seit 1954 werden Enzyme in der Krebsmedizin eingesetzt (zum Beispiel Wobenzym®, Firma Mucos). Enzyme sind wichtig für Immunreaktionen und wirken entzündungshemmend. In der Umgebung von Tumoren oder bei Bestrahlungen kommt es häufig zu unspezifischen entzündlichen Reaktionen ohne Beteiligung von Bakterien oder Viren, in deren Folge die Gewebe anschwellen, sich Wasser einlagern und schmerzhafte Reizerscheinungen auftreten können. Die hochdosierte Gabe von Enzymen kann diese Reaktionen abmildern. Hautschäden bei Bestrahlungen oder ausgeprägten Reizungen an den Venen im Rahmen von Injektion oder Infusion von Zellgiften (Zytostatika) läßt sich so vorbeugen, oder sie treten nur in abgeschwächter Form auf.

Was Patienten anderen Patienten empfehlen

Bei der Suche nach den individuell am besten geeigneten Mitteln und Methoden ist es nützlich, auf die Erfahrungen anderer Krebspatienten zurückzugreifen. Nachstehend die wichtigsten Empfehlungen, die Krebspatienten weitergeben wollen:

– **Nichts überstürzen:** Überlegen Sie sorgfältig, welches Mittel zu Ihnen passen könnte. Informieren Sie sich darüber in Selbsthilfegruppen, bei spezialisierten Therapeuten, über Bücher und im Internet. Es besteht kein Grund zur Eile. Beginnen Sie mit der Therapie erst, wenn Sie von der richtigen Wahl des Mittels überzeugt sind.

– **Hören Sie auf Ihre innere Stimme:** Beobachten Sie sich und Ihren Körper: Wie reagiert er auf das Mittel oder die Anwendung? Was verändert sich? Wenn Sie sich damit nicht wohlfühlen und das Gefühl haben, daß das Mittel Ihnen nicht bekommt, sollten Sie nicht lange zögern und sofort mit dem Therapeuten sprechen. Manchmal können sich anfangs bestimmte Symptome verschlimmern, um danach rasch abzuklingen.

– **Individuelle Therapie:** Alles sollte auf Ihren persönlichen Bedarf abgestimmt sein. Also: keine Komplementärmedizin »von der Stange« und keine pauschale Empfehlung eines komplementärmedizinischen Mittels!

– **Second Opinion (zweite Meinung):** Erkundigen Sie sich im Zweifelsfall bei einem anderen Spezialisten.

– **Angehörige mitnehmen:** Vier Ohren hören mehr als zwei! Und Angehörige nehmen an Ihnen später im Verlauf der Therapie Dinge wahr, die Ihnen selbst nicht auffallen, die aber für die Behandlung wichtig sein können.

– **Informieren Sie Ihren Arzt:** Stehen Sie dazu, daß Sie auch Mittel aus der Komplementärmedizin anwenden. Sie brauchen sich dafür weder zu schämen, noch sollten Sie es Ihrem Arzt verschweigen. Denn Mittel aus der Komplementärmedizin können die Wirkung anderer Präparate beeinträchtigen oder verstärken – Ihr Arzt muß deshalb wissen, was Sie einnehmen und in welcher Dosis.

– **Nicht jeder kann alles:** Verlangen Sie nicht, daß Ihr Onkologe ein guter Misteltherapeut ist oder sich mit Akupunktur auskennt oder Sie bei Fragen nach Komplementärmedizin beraten kann. Er soll bei Ihnen eine qualifizierte Chemotherapie machen – dafür ist er ausgebildet, darin kennt er sich aus. Für Komplementärmedizin sind vielleicht eher andere zuständig. Wenn Sie keinen einschlägig erfahrenen Arzt oder Therapeuten kennen, erkundigen Sie sich in einer Selbsthilfegruppe, in der Apotheke oder bei Ihrem Hausarzt.

So trennen Sie die Spreu vom Weizen

Manchmal ist es nicht einfach, die Seriosität von komplementär-medizinischen Mitteln und Methoden einzuschätzen. Die nachfolgende Liste gibt an, bei welchen Äußerungen Sie hellhörig werden sollten und worauf Sie achten müssen (zusammengestellt nach den Empfehlungen des Leiters der Parapsychologischen Beratungsstelle in Freiburg, Dr. Dr. Walter von Lucadou):

»Nur ich und meine Behandlungsmethode können Ihnen helfen!« Hier will Ihnen jemand »Handschellen« anlegen. Kein Therapeut ist unersetzlich und sein Verfahren nicht das alleinseligmachende. Wenn einer versucht, Sie ausschließlich auf sich und seine Methode zu fixieren, ist er vorrangig daran interessiert, andere Therapeuten auszubooten und Ihr Geld in seine Taschen zu lenken.

»Ich kann jede Krankheit heilen.« Das ist von vornherein unglaubwürdig. Hier leidet jemand unter Selbstüberschätzung. Kein Arzt und kein Therapeut kann alles heilen. Gute Therapeuten kennen die eigenen Möglichkeiten und Grenzen und sind bereit, Ihnen für spezielle Fragestellungen andere Experten zu empfehlen.

»Ich bekomme täglich Dankesschreiben aus aller Welt!« Wer es nötig hat, seine angeblichen Erfolge derart pompös zur Schau zu stellen, kann nur ein Aufschneider sein. Seriöse Behandler hängen das nicht an die große Glocke.

»Glauben Sie nicht an die Schulmedizin, die will Sie nur vergiften!« Wer die Schulmedizin so pauschal schlechtmacht, ist auf keinen Fall seriös.

»Meine Therapie ist garantiert frei von Nebenwirkungen!« Jede Behandlung kann Nebenwirkungen haben. Mehr noch: Der Therapeut sollte jeden Behandlungsschritt genau erklären und auch die damit verbundenen Risiken benennen. Bei Aufklärungs- und Behandlungsfehlern können Schadensersatz und Schmerzensgeld geltend gemacht werden.

»Ich sehe eine dunkle Macht, die Sie mit Krankheit bedroht!« Achtung – hier will Ihnen jemand angst machen und sich selbst als Retter in der Not anbieten. Das macht kein guter Arzt oder Therapeut.

»Die Therapie klappt nicht, wenn Sie nicht daran glauben!« Allein auf den Glauben sollte niemand bauen. Ein Therapeut muß schon nachvollziehbar begründen können, worauf seine Therapie beruht und warum er meint, daß sie bei Ihnen nützlich sein könnte.

»Sprechen Sie mit niemandem über die Therapie – auch nicht mit Ihren Angehörigen und Freunden!« Wer ein Geheimnis aus einer Therapie macht, hat etwas zu verbergen. Angehörige und Freunde sollten mit einbezogen werden können – wenn Sie das wünschen.

»Ich bestehe auf Vorkasse, sonst kann ich Sie nicht behandeln.« Vorkasse ist in der Medizin unüblich. Normalerweise wird vor der Therapie vereinbart, daß nach einer bestimmten Behandlungszeit abgerechnet wird, zum Beispiel nach fünf oder zehn Terminen. Die Abrechnung muß schriftlich nachvollziehbar sein und alle Einzelpositionen auflisten. Immer eine Quittung aushändigen lassen. Wer ausschließlich Bargeld verlangt und womöglich noch ohne Quittung, ist auf Schwarzgeld aus.

»Wie ich ausgebildet bin, ist unerheblich – wer heilt, hat recht!« Der Therapeut sollte seine Qualifikation nachweisen können. Ärzte sind bei der Ärztekammer gemeldet, Heilpraktiker hängen meist ein Zertifikat ihrer erfolgreich abgelegten Prüfung in der Praxis auf. Auch die Mitgliedschaft in Berufsverbänden (zum Beispiel Verband Deutscher Heilpraktiker) ist ein Qualitätskriterium.

»Die Kraft des Arztes liegt im Patienten.«

Dieses Wort von Paracelsus aus dem Mittelalter ist heute aktueller denn je. Patienten wollen sich heute nicht nur auf die Heilkraft der Medizin verlassen, sondern ihre eigenen Kräfte einsetzen und in den Gesundungsprozeß einbringen. Das entlastet den Arzt: Er kann sich auf die rein medizinische, die krankheitsorientierte Seite konzentrieren und dort seine Fähigkeiten voll entfalten – zum Wohle des Patienten. Der Patient selbst dagegen kümmert sich um seine dazu komplementär bestehende Wirklichkeit: um seine individuellen Gesundheitsquellen. Wenn der Arzt ihm zugesteht, dieses Heft tatsächlich selbst in der Hand behalten zu können, wenn er ihn in diesem Sinne als Partner versteht und respektiert, wirken beide bestmöglich zusammen.

Der Patient will etwas für sich tun, und das ist auch sein gutes Recht. Im aktiven Tun befreit er sich aus der Ohnmacht, der Krankheit und der Behandlung ausgeliefert zu sein. Das vermittelt Sicherheit, läßt hoffen, macht Mut. Patienten fordern deshalb, daß ein Arzt ihre Wahl nicht nur toleriert und sie »halt machen läßt«, sondern daß er sie dazu ermutigt und auf diesem Weg begleitet. Dafür ist es gar nicht nötig, daß der Arzt sich in allen möglichen komplementärmedizinischen Verfahren auskennt. Vielmehr genügt es, wenn er über das, was der Patient zusätzlich macht, Bescheid weiß, ab und zu nachfragt und gegebenenfalls mit dem Arzt oder Therapeuten aus der komplementärmedizinischen Richtung vorurteilslos, aber kritisch und sorgfältig zusammenarbeitet.

Natürlich hat der Arzt das Recht, komplementärmedizinische Methoden oder Medikamente abzulehnen. Allerdings sollte er den Patienten sachlich über seine Gründe informieren und keinesfalls emotional aufgeladen. Patienten wollen eine neutrale Information über das Schadenspotential eines zur Diskussion stehenden Mittels oder Verfahrens. Die Entscheidung, ob sie es dann trotzdem ausprobieren oder darauf verzichten, liegt dann aber bei ihnen selbst.

Je vertrauensvoller das Verhältnis zwischen Arzt und Patient ist, desto leichter ist es für den Patienten, den für ihn richtigen Weg zu finden. Kompetente Patienten wollen sich vorbehaltlos mit diesem gewählten Weg identifizieren können. Für sie selbst, aber auch für Ärzte und Therapeuten ist es eine neue Herausforderung, diese Kompetenzen zu erkennen und zu fördern.

Individualisierte versus schematisierte Medizin

Die krankheitszentrierte Schulmedizin ist eine hochgradig schematisierte Medizin. Im Gegensatz dazu geht es im Konzept der Patientenkompetenz und der Komplementärmedizin immer um individuelle, ganz persönliche Entscheidungen. Deswegen gibt es auf die Frage: »Was kann ich selbst für mich tun?« keine pauschale Antwort.

Hieß es früher »Es gibt viele Krankheiten, aber nur eine Gesundheit«, sagen kompetente Patienten heute »Es gibt viele Krankheiten, aber nur MEINE Gesundheit«. Sie betonen damit das Leitthema der Patientenkompetenz, nämlich das Auffinden des individuellen Weges.

Es gibt kompetente Patienten, die noch einen Schritt weiter gehen. Sie versuchen, ihre Erkrankung bewußt in ihr Leben zu integrieren. Sie wollen nicht zulassen, daß sie von der Krankheit bestimmt werden. Dazu meinte eine Patientin: »Ich habe zwar eine Erkrankung, bezeichne mich deswegen aber nicht als krank. Ich habe einfach eine andere Form von Gesundheit, eben meine Gesundheit.«

Eine heilsame Beziehung

Für Patienten spielt die Beziehung zu ihren Ärzten eine gewichtige Rolle beim Prozeß des Gesundwerdens. Fühlen sie sich aufgehoben, gehört, verstanden und ernst genommen, können sie sich auf ihren Weg konzentrieren und alle auftauchenden Fragen offen und vertrauensvoll besprechen. Die folgenden kurzen Schilderungen von Patientinnen nach Brustkrebs illustrieren die Kräfte, die in einer vertrauens- und respektvollen Arzt-Patienten-Beziehung liegen können. Erfreulich war, daß von sechsundzwanzig befragten Frauen alle ohne Ausnahme von einer ermutigenden Episode mit einer Ärztin oder einem Arzt berichten konnten.

Der Arzt muss nicht alles können

»Helga, eine Bekannte von mir, erkrankte einige Jahre nach mir an Brustkrebs. Ich sagte zu ihr, daß es mit der heutigen neuen Methode, den Wächter-Lymphknoten zu untersuchen, gar nicht gesagt ist, daß man unbedingt die Lymphknoten entfernen muß. Sie ist Kinderkrankenschwester und kennt sich in der Medizin eigentlich recht gut aus, hatte aber in der sehr renommierten Klinik, an der sie zur ersten Untersuchung war, nichts von dieser ›Sentinel-Methode‹ gehört. Das hat mir kurz den Atem verschlagen, denn gerade dort wird behauptet, nach den neuesten Methoden zu arbeiten. Helga ist eine sehr selbstbewußte Frau. Sie rief ihren Arzt an, erzählte ihm von dem Gehörten und sagte den Termin für die Operation am nächsten Tag ab. Er müsse entschuldigen, aber sie sei nicht bereit, sich unter diesen Bedingungen operieren zu lassen. Und da kam etwas Wunderschönes von diesem Arzt: Er gab zu, daß er noch nie nach dieser Methode operiert habe. Er meinte: ›Wenn Sie sich so nicht wohl fühlen, dann sollten Sie sich einen anderen Arzt suchen.‹ Dies sagte er gar nicht arrogant, verschnupft oder beleidigt, sondern richtig freundlich. Es stimmte so für ihn. Sie war ihm sehr dankbar dafür, meldete sich in einem anderen Krankenhaus an, wurde dort mit der

Sentinel-Methode operiert und mußte die Lymphknoten tatsächlich nicht herausnehmen lassen. Das ist ein Beispiel, wie toll ein Arzt reagieren kann. Da kann man nur sagen: Hut ab!«

Verstehen und begleiten

»Meine Hausärztin rief an und sagte, sie schicke meine Unterlagen an einen Gynäkologen weiter. Ich fragte zaghaft, ob man nicht eventuell vor der Operation noch eine Biopsie machen könnte. Sie meinte: ›Wenn ich so dran wäre wie Sie, würde ich jetzt aber vorwärtsmachen!‹ Das war ein Schock für mich. Das war an einem Freitagmorgen. Gegen Mittag rief der neue Arzt an. Er meinte: ›Gerade habe ich gehört, daß Sie an mich überwiesen worden sind. Die Unterlagen erhalte ich erst am Montag. Wenn Sie aber ein ruhiges Wochenende haben möchten, dürfen Sie heute abend um fünf zu mir in die Praxis kommen, damit wir das Ganze besprechen können.‹ Danach wußte er, daß ich keinen Partner und außer meinem Sohn keine Familie habe. Er bot mir an: ›Wenn Sie möchten, kann ich bei dem Gespräch mit dem Onkologen dabeisein. Ich als Mediziner stelle wahrscheinlich andere Fragen als Sie.‹ Natürlich wollte ich. Und er kam wirklich mit. Das sind Begebenheiten, die mir großen Eindruck gemacht haben.

Auch das Mitgefühl, das er aufbrachte. Nach zwei Monaten hatte ich bereits einen Rückfall, war mitten in der Chemo und hatte keine Haare mehr. Für mich war nicht die erneute Operation das Schlimmste, sondern daß ich mit der Glatze in den Operationssaal mußte. Da kam eine Schwester und erklärte, der Herr Doktor habe gesagt, ich könne die Perücke aufbehalten, wenn ich wolle. Für dieses Mitgefühl war ich sehr dankbar.«

Eine Patientin bleibt vor allem eine Frau

»Den Arzt, der mich operierte, hatte ich noch nie gesehen. Er kam am Abend vor der OP noch vorbei und hat mir ganz genau erklärt, was er am nächsten Tag tun werde. Ich gab nicht viel auf ein tolles Dekolleté. Meine T-Shirts gingen immer bis zum Hals. Er sagte: ›Ich werde Sie so operieren, daß sie weiterhin ein ausgeschnittenes Kleid tragen können.‹ Seither achte ich etwas mehr auf einen schönen Ausschnitt bei meiner Kleidung und bin ihm eigentlich dankbar, denn er hat mich als Frau und nicht einfach nur als Patientin gesehen. Mir ist das gar nicht so wichtig gewesen, aber aus der Sicht des Mannes hat er wohl gedacht, daß er mir dies ermöglichen möchte. Das berührt mich immer wieder, wenn ich daran denke.

Ein paar Tage nach der Operation sagte er: ›Jetzt wollen wir mal schauen, wie gut mir die Operation gelungen ist.‹ Ich wollte nicht hinschauen. Ich hatte einfach Angst und sagte ihm, er solle mich damit in Ruhe lassen, bis der Verband endgültig abgenommen werde. Er sagte: ›Nein. Jetzt gehen wir miteinander raus, vor den Spiegel, und ich helfe Ihnen, sich das anzuschauen.‹ Ich habe zuerst weggeschaut und er sah sich die Narbe an. Dann meinte er: ›Doch, ich habe gut gearbeitet. Sie können ruhig hinschauen.‹ Ich sah hin und fand es auch gut. Er hat mir die Angst genommen vor diesem ersten Blick. Das fand ich toll.«

Die Angst verringern

»Beim Leberultraschall hatte ich große Angst, daß sich Metastasen gebildet haben. Der Arzt versprach mir, daß er mir immer genau sagen würde, was er sehe. So sagte er ständig etwas wie: ›Ja, das ist gut ... hier sehe ich nichts. Hier ist es auch wieder gut ...‹ Das war toll für mich, so nahm er mir den Streß und die Angst.«

Die Intuition der Patientin unterstützen

»Ich bin seit dem Rückfall in Dauerbehandlung. Die Tumore kommen und gehen. Inzwischen merke ich selbst, wenn sie wieder kommen. Der Chef des Ambulatoriums, in dem ich betreut werde, ist mittlerweile so weit, daß er mir auch Pausen zugesteht. Er sagte:

›Das können wir schon wagen. Sie spüren ja selbst, wenn es wieder soweit ist.‹ Er verläßt sich mittlerweile fast mehr auf mich als auf das Röntgen. Vor ein paar Monaten spürte ich wieder etwas. Er machte eine Computertomographie und sah nichts. Einen Monat später hatte ich einen Riesenknollen. Danach hatte ich das Selbstvertrauen verloren und war mir nicht mehr sicher, ob ich mich auf mein Gefühl verlassen kann. Der Chef meinte aber: ›Sehen Sie, Sie waren schneller als der Computer.‹ So muß ich auch nicht zwingend jede Woche hin, sondern mein Arzt vertraut mit mir darauf, daß ich selbst spüre, wann es Zeit für eine Untersuchung ist. Er verläßt sich auf mich. Dadurch fühle ich mich in meiner schwer erarbeiteten Kompetenz ernst genommen.«

Ermutigen

»Nach der Operation setzte sich das Ärzteteam mit mir zusammen, um zu besprechen, wie es mit der Behandlung weitergehen soll. Ich reagiere sehr empfindlich auf Medikamente und wollte keine Chemo. Ich hatte einfach riesige Angst davor. Das sagte ich in dieser Versammlung. Ich wolle auch keine Hormontherapie, ich wollte erst mal Zeit haben zum Überlegen und zwischendurch in eine Klinik für Komplementärmedizin gehen. Sie lächelten nur mitleidig, zuckten die Schultern und beendeten den Termin. Zurück blieb einzig ein junger Assistenzarzt, der mich schon auf der Station betreut hatte. Er sagte: ›Ich kann Ihnen nur sagen, daß wir viele Patientinnen haben, die brav machen, was wir ihnen anbieten. Und sie bekommen doch einen Rückfall. Gehen Sie Ihren Weg, das ist sicher das richtige. Und machen Sie sich bitte niemals Vorwürfe. Es kann auf alle Arten schiefgehen und es kann auf alle Arten gut kommen.‹ Das war toll für mich, so bestärkt zu werden.«

Von Mensch zu Mensch

»Wir durften einmal mit der Selbsthilfegruppe in die Radioonkologie, um all die neuen Maschinen kennenzulernen. Der Arzt, der uns begleitete, sagte mir später, als ich von der Selbsthilfe aus etwas in der Radioonkologie zu tun hatte: ›Das gibt mir jetzt aber einen Stich ins Herz, daß Sie hier sind!‹ Er meinte, ich sei wieder krank. Diese Menschlichkeit hat mir unglaublichen Eindruck gemacht. Ich kannte ihn ja nicht weiter! Es war nur eine flüchtige Begegnung gewesen.«

Sich Zeit nehmen

»Ich war frisch operiert, hatte starke Schmerzen von den Verspannungen, hatte einen depressiven Absturz und konnte nicht schlafen. Eine Schwester kam immer wieder mit Ölen vorbei. Sie gab mir auch ein Büchlein, was in diesen Ölen drin ist und wie sie wirken können. Sie massierte mich damit. In dieser Zeit konnte ich reden und sie hörte mir zu. Das war für mich sehr schön, daß sich diese junge Schwester so viel Zeit für mich genommen hat.«

Die Sorgen ernst nehmen

»Einmal in der Woche kommen in unserem regionalen Krankenhaus die verschiedenen Ärzte zu einer Besprechung zusammen, um die Krankheitsfälle zu besprechen. Ich hätte auch dabeisein können, wollte das aber nicht, weil ich fürchtete, ich würde mir vorkommen wie bei einem Gericht. Es ging um den Befall der Lymphknoten. Ich wußte, daß sie mir achtundzwanzig Lymphknoten entfernt hatten. Es hieß, der Arzt werde mir bei der Visite am nächsten Tag Bescheid geben. Abends gegen halb zehn kam der Stationsarzt rein, ohne weißen Kittel. Er meinte, er sei schon auf dem Heimweg gewesen, da sei ihm eingefallen, daß er mir noch habe mitteilen wollen, daß ich keinen Befall hätte, damit ich doch wenigsten ruhig schlafen könne und nicht bis zum anderen Morgen bibbern müsse. Das fand ich einfach super! Er ist nochmals zurückgekommen, um mir das zu sagen, und hat nicht einfach gedacht: ›Ja, ja, morgen reicht auch noch!‹«

Suchen und finden

»Ich habe mir nach der ersten Diagnosestellung ruck, zuck! neue Ärzte gesucht. Mit den vorigen kam ich überhaupt nicht zurecht. Jetzt passen wir zusammen – alle Ärzte sind richtig toll. Sie können sehr gut zuhören. Mein Onkologe nimmt sich viel Zeit für jedes Gespräch, auch der Gynäkologe ist hervorragend. Er ist der erste, den ich nicht auf dem Untersuchungsstuhl kennengelernt habe, sondern von Angesicht zu Angesicht. Das war für mich neu und einfach großartig.«

Wieder heil werden

Eine Krankheit zu überwinden braucht auch die Kräfte in uns. Patienten sind davon überzeugt: »Ich möchte, daß die Medizin mich in meiner eigenen Kraft unterstützt. So spüre ich mich. Wenn ich mich nicht spüre, muß die Medizin alles können. Wenn ich mich spüre, muß sie nicht alles können. Nur unterstützen. Aber heilen muß etwas in mir selbst. Nicht ich. Ich kann mich auch nicht heilen. Aber etwas in mir. Und das ist die eigentliche Heilkraft, die die Medizin unterstützen sollte.« (Verena C., siehe Seite 72).

Ähnlich drückt es auch die Psychologin Angelika U. Reutter aus, die viel mit Krebspatienten arbeitet:

»Für die heilenden Kräfte des Menschen gibt es keine äußere Instanz. So wie es keine Instanz für Gesundheit, Glück, geistiges Bewußtsein, Hoffnung, Glauben, Vernunft, Liebe oder den Willen gibt. (...) Oft wird der Patient auf ein ›Entweder-Oder‹ hingewiesen. Oder mit logischen Antworten bedient, die schnell, klug und treffsicher sind, so daß die eigenen, inneren Fragen in ihrer reflektierenden Langsamkeit auf der Strecke bleiben. Jede Frage ist wichtig, die das Selbstvertrauen des Patienten in seine Selbstheilungskräfte stärkt. Es ist sein gutes Recht, Fragen zu stellen, zu

denken, zu fühlen, die eigenen inneren Werte in den Heilungsprozeß mit einzubeziehen und zu wählen. (...) Durch wache Fragen kann der Patient individuell erarbeitete Antworten finden.
Diese sprechen ihn als ganzen Menschen an – seinen Körper, seine
Seele, seinen Geist, und heilen ihn im wahrsten Sinne des Wortes:
indem sie ihn auf seinem Schicksalsweg voranbringen. (...)

Wie Heilung geschieht, sehen wir nicht. Vielleicht ist gerade
dies ein Vorteil, solange wir nur die Resultate des Heilungspro-
zesses sehen wollen und diese zerteilen und analysieren, um den
Selbstheilungskräften auf die Spur zu kommen. Vielleicht ist es gut
so, daß wir sie auf dem technischen Wege nicht finden können.
Denn dadurch wird uns die Herausforderung, wirklich Mensch zu
werden, täglich neu und individuell gestellt. Die Wirksamkeit der
selbstheilenden Kräfte können wir nur als geistige Entität, nur als
Ganzes, als Einheit verstehen, spüren, erleben und leben. Dies hat
zur Folge, daß jeder Mensch selbst DIE kompetente Instanz ist für
Selbstermächtigung, inneres Wissen, Intuition und seine Fähigkeit,
mit Achtsamkeit zu wählen. Dies führt in eine kraftvolle innere
Haltung des Selbstvertrauens, die nicht an erster Stelle die äußere
Heilung fokussiert, sondern den eigenen, bewußten Entwicklungs-
und Wachstumsprozeß.«

Anhang

Sämtliche Informationen über im Buch genannte Präparate und Methoden sowie Adressen, bei denen Sie weiterführende Informationen anfordern können, finden Sie auf der Website der Stiftung Patientenkompetenz:

www.stiftung-patientenkompetenz.org (für Deutschland)
www.patientenkompetenz.ch (für die Schweiz)

Selbsthilfeorganisationen

Selbsthilfeorganisationen sind eine Quelle für Hilfe, Gemeinschaft und Information. Kontakte auch in Ihrer Region finden Sie über die Krebsliga Schweiz, die Österreichische Krebshilfe und die Deutsche Krebsgesellschaft. Auch die "betaliste« ist sehr hilfreich.

Patienten-Coaching

Informationen zum Thema Patienten-Coaching, Workshops und Weiterbildungen zum Thema Patientenkompetenz finden Sie auf:
www.patientenkompetenz.ch
www.stiftung-patientenkompetenz.org

Adressen

Kirstins Weg
Verein zur Förderung der Krebsmedizin e.V.
Theodor-Heuss-Straße 90, 56564 Neuwied
Tel. +49 2631-53499
Fax +49 2631-958692
E-Mail: k.weg@rz-online.de
Internet: www.panorama.sitewerk-center.de/kirstins-weg
Hier ist auch die Zeitschrift »Wegweiser für den kompetenten Patienten« erhältlich.

Stiftung Patientenkompetenz Deutschland und Schweiz
Sekretariat der Stiftung Patientenkompetenz
Prof. Dr. G. Nagel
Haldensteig 10, CH-8708 Männedorf
E-Mail: d.nagel@patientenkompetenz.ch

**Wissenschaftliche Gesellschaft zur Förderung
der Patientenkompetenz**
Geschäftsführer: Steffen Theobald
Talstrasse 1, D-79102 Freiburg i. Br.
Tel. +49 761 7038676
Fax +49 761 7038675
E-Mail: s.theobald@patientenkompetenz.org

Apotheker-Netzwerk Patientenkompetenz
Auskunft über www.patientenkompetenz.org

Informationen zu den im Buch genannten Mitteln der Komplementärmedizin

Selen
Selen-Serumspiegel-Messungen: info@biosyn.de

Mikronährstoffe
www.hepart.com oder www.unisan.de

Mikronährstoffdiagnostik
www.iabc.ch

Mistel
www.mistel-therapie.de
www.komplementaermedizin-onkologie.de
www.einechancemehrbeikrebs.de

Enzyme
www.enzyme-in-der-medizin.de
www.mucos.de

Darmprotektion
info@laves-pharma.de

Wichtige Internet-Adressen

www.betacare.de
Eine vollständige Liste der Selbsthilfeorganisationen, sortiert nach Krankheiten, sowie ein Lexikon für Sozialfragen enthält die betaliste, Neu-Isenburg, 2005

www.krebsinformation.de
Krebsinformationsdienst (KID) des Deutschen Krebsforschungszentrums (DKFZ) Heidelberg

www.krebshilfe.de
Deutsche Krebshilfe e.V.

www.krebsgesellschaft.de
Deutsche Krebsgesellschaft e.V.

www.krebshilfe.or.at
Die Österreichische Krebshilfe e.V.

www.swisscancer.ch
Krebsliga Schweiz

www.krebs-kompass.de
Der Krebs-Kompass

www.cancernet.nci.nih.gov
CancerNet, NCI – National Cancer Institute (USA)

www.agv.de
Arbeitsgemeinschaft der Verbraucherverbände

www.ilco.de
Deutsche ILCO, Vereinigung für Stomaträger und Menschen mit Darmkrebs

www.ilco.ch
ILCO Schweiz

www.nakos.de
NAKOS – Nationale Kontakt- und Informationsstelle zur Anregung und Unterstützung von Selbsthilfegruppen

www.selbsthilfekrebs.de
Bundesorganisation Selbsthilfe Krebs e.V.

www.leben-wie-zuvor.ch
Schweizer Verein für Frauen nach Brustkrebs

www.mamazone.de
Frauen und Forschung gegen Brustkrebs

www.stiftungpath.de
Die weltweit einzige Tumorbank von Patienten für Patienten

www.frauenselbsthilfe.de
Frauenselbsthilfe nach Krebs e.V

www.patientenforum.ch
Plattform für Patienten mit belastenden Erkrankungen

www.ex.unibe.ch
Kollegiale Instanz für Komplementärmedizin KIKOM, Lehrstuhl für Komplementärmedizin an der Universität Bern

www.nccam.nih.gov.
National Center for Complementary und Alternative Medicine (Abteilung für Komplementärmedizin) der amerikanischen Gesundheits-Behörde (National Insitutes of Health)

www.mdanderson.org/cimer
MD Anderson Cancer Center, Krebszentrum der Universität Texas mit sehr ausführlichen Informationen zur Komplementärmedizin

www.agbkt.de
Arbeitsgruppe Biologische Krebstherapie am Klinikum Nürnberg Nord

www.biokrebs.de
Gesellschaft für Biologische Krebsabwehr, Deutschland

Patienten Zeitschriften

Apotheken Umschau (erhältlich in der Apotheke)
www.apothekenumschau.de

Neue Apotheken-Illustrierte (erhältlich in der Apotheke)
www.nai.de

Wegweiser, die Zeitschrift für kompetente Patienten
www.kirstins-weg.de

Literatur zum Gebrauch des Internet

Forbriger, Anja. *Leben ist, wenn man trotzdem lacht. Diagnose Krebs – Wie ich im Internet Hilfe und Hoffnung fand.* München. 2001
Oehlrich, Marcus; Stroh, Nicole. *Internetkompaß Krebs.* Heidelberg. 2001

Bibliographie

Abend, Matt Galan. *Die Kraft der Selbstheilung.* Frankfurt. 2003
Armstrong, Lance. *Tour des Lebens.* Bergisch Gladbach. 2000
Berg, Lilo. *Brustkrebs – Wissen gegen Angst.* München. 2000
Bergemann, E., Lichtenegger, W., Sehouli, J., Sommer, R. (Hrsg). *Selbsthilfe Krebs. Wege zur standardisierten Selbsthilfe.* Hamburg. 2001
Bühlmann, Walter. *Warum gerade ich? Biblische Meditationen eines Krebskranken.* Freiburg. 2002
Cotter, Arlene. *Ab jetzt ist alles anders. Ein Kraft- und Trostbuch.* München. 2002
de Boer, Denise. *Ich lebe und ich liebe.* München. 1996
de Boer, Denise. *Leben mit dem inneren Heiler.* München. 2000
Dörner, Klaus. *Der gute Arzt.* Stuttgart. 2003
Fintelmann, Volker. *Quo vadis? Medizin am Scheideweg.* Stuttgart. 2000
Forbriger, Anja. *Leben ist, wenn man trotzdem lacht.* München. 2001
Friebel-Röhring, Gisela. *Ich habe Krebs! Na und?* Rastatt. 1985
Goldmann-Posch, Ursula. *Der Knoten über meinem Herzen.* München. 2000
Gordon, Thomas. *Patientenkonferenz – Ärzte und Kranke als Partner.* München. 1995

Grossarth-Maticek, Roland. *Systemische Epidemiologie und präventive Verhaltensmedizin chronischer Erkrankungen.* Berlin/New York.1999

Hahne, Peter. Leid: *Warum läßt Gott das zu?* Stuttgart.1988

Herbert, Sibylle. *Überleben Glückssache.* Frankfurt a. M. 2005

Hirshberg, Caryle, Barasch, Marc Ian. *Unerwartete Genesung. Die Kraft zur Heilung kommt aus uns selbst.* München. 1995

Huber, Elis; Langbei, Kurt. *Die Gesundheitsrevolution.* Berlin. 2004

Kappauf, Herbert; Gallmeier, Walter M. *Nach der Diagnose Krebs – Leben ist eine Alternative.* Freiburg. 1995

Kirschner, Monika. *Wunder sind möglich. Unerklärliche Heilung bei Krebs.* Deutsche Krebshilfe. 2000 (Video)

Kösters, Winfried. *Selbsthilfe in Bewegung. Auf dem Weg zum erfolgreichen Patienten.* Freiburg, 2000

LeShan, Lawrence. *Diagnose Krebs: Wendepunkt und Neubeginn.* Stuttgart. 2004

Litzenberger-Stocker, Marianne. *»Du schaffst es« – Leben mit Krebs.* Klettgau-Weisweil. 2001

Lohmann, Michael. *Das Jahr, in dem ich nur spazieren ging.* Zürich. 1998

Lütz, Manfred. *LebensLust.* München. 2002

Nash, Jennie. *Ich zieh den Mut an wie ein neues Kleid.* Freiburg. 2002

Noll, Peter. *Diktate über Sterben & Tod.* Zürich. 1984

Reutter, Angelika U. *Das, was ich wirklich will.* Zürich. 2005

Rexrodt von Fiercks, Annette. ... *und flüstere mir vom Leben.* München. 2001

Rexrodt von Fiercks, Annette. ... *und tanze durch die Tränen.* München. 2002

Rexrodt von Fiercks, Annette. *Ich brauche euch zum Leben.* Reinbek. 2004

Römer, Cornelia. *Leben, die Zweite. Krebs – eine Krankheit führt Regie!?* Paderborn. 2000

Rühle, Angelika (Hg). *Nicht allein auf schweren Wegen.* Holzgerlingen. 2002

Schaup, Susanne. *Noch nie hab ich so gern gelebt.* München. 1999

Simonton, Stephanie M. *Heilung in der Familie. Ein Ratgeber für Angehörige von Krebspatienten.* Reinbek. 1986

Uexküll, Thüre von; Geigges, Werner; Plassmann, Reinhard. *Integrierte Medizin.* Stuttgart. 2002

Zachert, Christel und Isabell. *Wir treffen uns wieder in meinem Paradies.* Bergisch Gladbach. 1993